BIODINAMICA DELL'OSTEOPATIA

Fase Uno

Seconda edizione

James Jealous, D.O.

Per ulteriori informazioni sul Dr. Jealous, si prega di consultare:
https://BiodynamicsOfOsteopathy.com

BIODINAMICA DELL'OSTEOPATIA Fase Uno

ISBN: 979-8-2561-8691-3

Revisione editoriale: Gregory T. Yesensky, D.O.

Questa è la traduzione del libro originale in inglese. Nonostante siano stati compiuti tutti gli sforzi ragionevoli per fornire una traduzione accurata, non è garantita. I lettori potrebbero dover fare riferimento al libro originale in inglese per qualsiasi informazione critica.

Prima edizione 2025
Seconda edizione 2026

James Jealous, D.O. (1943–2021) ha esercitato la professione di medico osteopata, insegnante e autore per molti anni. Ha dedicato la sua vita alla fondazione e allo sviluppo della metodologia specifica della **Biodinamica dell'Osteopatia**, seguendo gli insegnamenti del Dr. A. T. Still e del Dr. W. G. Sutherland.

Questo è uno dei volumi della serie "Biodinamica dell'osteopatia". Questi manuali sono nati organicamente da una serie di dispense scritte dal dottor Jealous e fornite agli studenti durante i corsi da lui tenuti e da quelli dei suoi insegnanti. Dopo molti anni, ha raccolto le dispense e creato dei manuali di corso individuali, ampliandoli e riscriverli più volte. Dopo ulteriori anni, si sono evoluti ulteriormente fino a diventare dei libri.

INDICE

L'OSTEOPATIA È UN SERVIZIO

Usiamo le nostre mani...

Per trattare il paziente nella sua interezza.

Per ascoltare i movimenti interiori della vita.

Per trattare tutti i livelli di malattia.

Per assistere nella costruzione della riserva funzionale del paziente.

Per supportare l'omeostasi e la troficità, bilanciando l'attività del sistema nervoso autonomo.

Per esplorare "leggi non formulate da mani umane" (Dott. Still e Dott. Sutherland).

Per cooperare e comunicare con le Leggi della Natura (Dott. Wales).

"Per trovare la salute" (Dott. Still).

Per arrivare al piano di trattamento.

Per arrivare alla diagnosi.

Per aiutare a stabilire un punto di riposo o neutro attorno al quale l'intero possa trovare equilibrio.

Per trovare la causa.

Crediamo...

Abbiamo una capacità innata di guarire.

Il paziente funziona come un tutto.

Il sistema nervoso autonomo gioca un ruolo fondamentale nella malattia e nella guarigione. Struttura e funzione sono una forma di attività.

Il Divino è presente.

La vita va oltre la morte.

C'è un movimento costante verso la normalità.

Siamo qui per servire l'umanità.

La **Normalità** è ...

"Un senso di pace e armonia" (Dott. Sutherland).

Facilità di movimento senza tensione.

Capacità di neutralità.

Senso di totalità nella vita.

Capacità di adattamento e cambiamento senza compensazione.

“L'abilità è proporzionale alla propria comprensione della normalità.” (Dr. Still)

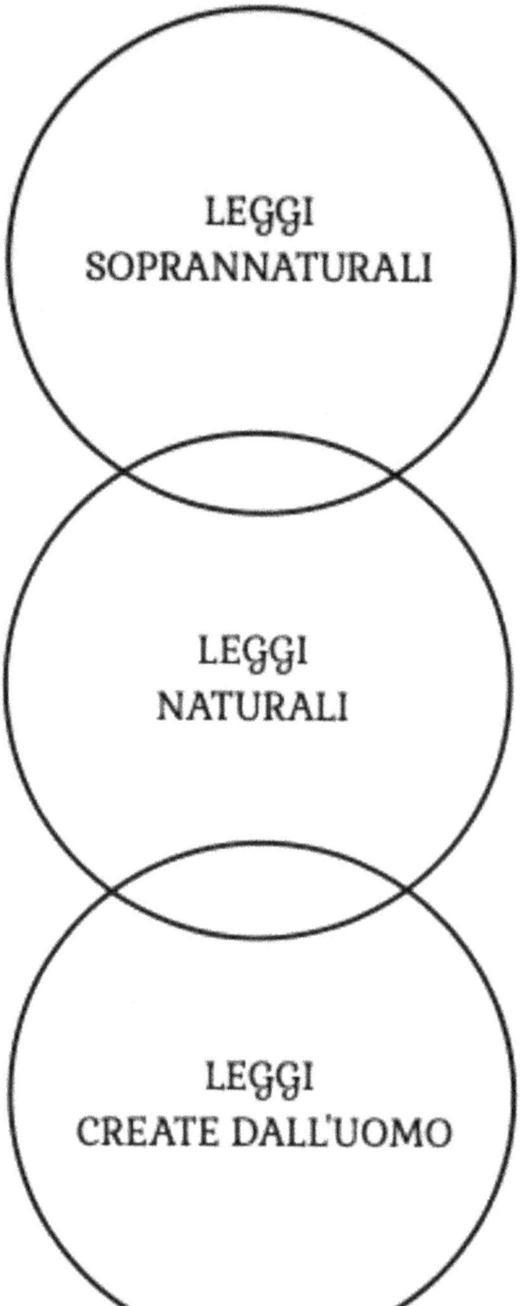
LEGGI
SOPRANNATURALI
LEGGI
NATURALI
LEGGI
CREATE DALL'UOMO

I TRE CERCHI

Questo diagramma aiuterà il tuo discernimento mentre lavori con le leggi interiori nei tuoi pazienti. La divisione si basa sugli insegnamenti del Dott. Still e del Dott. Sutherland. Le divisioni, in ultima analisi, non sono reali, poiché questi cerchi esistono come un'unica realtà che diventa evidente nelle fasi successive. Comprendere ciò che stai percependo ti aiuta a cooperare e comunicare con le forze formative e curative che si esprimono durante il trattamento nell'abbraccio della Respiratione Primaria. Questi cerchi ti aiuteranno a comprendere meglio la potenza (potere trasmutativo) di ciò che è presente e il suo potenziale. Queste informazioni arrivano ai sensi solo quando sono passivi, afferenti e in ascolto, non quando l'intenzione di un medico è efferente, attiva o decisiva.

Sono stato formato per comunicare e cooperare con le leggi naturali come mio ruolo principale di medico osteopata. Le leggi naturali non sono qualcosa di cui la maggior parte delle persone educate è consapevole istintivamente; piuttosto, la maggior parte tende a "pensare razionalmente" riguardo alle leggi naturali, il che è di scarsa utilità in una forma d'arte come la pratica generale dell'osteopatia.

Dobbiamo percepire un'attività, ascoltarla e attendere in silenzio affinché possa parlarci dalla sua essenza. Da questa comunicazione si inizia a collaborare con la saggezza delle forze terapeutiche, che, come sappiamo, sono le forze formative o embrionali. Questa comunicazione e cooperazione aumentano il movimento della guarigione.

Questa professione ha un vero servizio da offrire in qualsiasi stato di compromissione dell'essere. Il cerchio superiore è quello delle leggi soprannaturali, che sono divine e non influenzabili dalla volontà umana. Durante i trattamenti, sentirai amore incondizionato e molti movimenti miracolosi che sorgono da questo paesaggio.

Il cerchio intermedio è quello delle leggi naturali, messe in moto dalla creazione e dall'intelligenza embrionale. Le leggi naturali possono, in generale, essere manipulate dall'uomo, ma non fino al punto di interrompere l'integrità del tutto. Tutte le malattie hanno, come sappiamo, una storia naturale, un comportamento che in alcuni casi è un modello prevedibile... a meno che non venga interrotto da forze soprannaturali che ripristinano l'omeostasi, che è l'equilibrio nell'intero organismo.

Questo accade costantemente.

Il cerchio inferiore sta involvendo e non può crescere, sfidando così la legge naturale.

L'EMERGENZA DELL'ORIGINALITÀ

Il titolo del primo manuale scritto per la Biodinamica dell'Osteopatia era "L'Emergere dell'Originalità." Questo titolo mi è venuto in mente come un'immagine di come ci si sente durante un trattamento quando si approccia secondo le leggi riflesse da noi dalla Respiratione Primaria.

Ciò che emerge nel paziente dietro il velo della propria malattia è un nuovo senso di sé ... una Totalità.

Nel corso di molti anni come medico di base, ho osservato cambiamenti straordinari nei pazienti mentre il loro Sé Originale (Salute) emergeva e il loro senso di benessere fioriva. Il trattamento osteopatico si impegna a portare il paziente alla scoperta della propria Salute. Richiede abilità, pensiero corretto, disciplina mentale e pazienza.

Come medico di campagna nel Maine rurale, ho avuto il privilegio di incontrare molte persone autodidatte che non "adoravano" i medici, ma davano il loro rispetto solo dopo che un individuo lo guadagnava. Portare l'Osteopatia in un ambiente che era stato considerato un dominio Allopatico per generazioni è stata una sfida. Tuttavia, l'Osteopatia ha dimostrato il suo valore sia a me che ai pazienti. In sei mesi, la mia pratica era al completo, anche con altri cinque medici entro venticinque miglia da dove esercitavo.

La maggior parte dei giorni iniziava con un viaggio di venticinque miglia verso l'ospedale per visitare i pazienti ricoverati. L'assistenza ospedaliera approcciata dall'Osteopatia ha presto trasformato molte infermiere in credenti, poiché hanno assistito al pensiero e alla gestione di unOsteopata tradizionale... dall'uso conservativo dei farmaci, al tempo trascorso seduti con i pazienti ele famiglie, fino al trattamento manuale. Le persone hanno notato una differenza rispetto all'approccio allopaticopraticato dai medici del personale ospedaliero.

Il modello Allopatico e il modello di guarigione di Still sono molto diversi e, come si vedrà se si prova l'Osteopatia, essa curerà molte condizioni che i farmaci non possono raggiungere. La differenza tra il pensiero Allopatico e il pensiero Osteopatico sta morendo in un turbine di cercatori di status e uomini d'affari che stanno controllando la pratica della medicina per guadagno personale, lasciando fuori i principi Osteopatici dal modello educativo a favore della produzione di massa di medici, che stanno perdendo il loro fuoco creativo e la coscienza.

Uno degli obiettivi della Biodinamica dell'Osteopatia è insegnare il pensiero Osteopatico nella linea di Still, Sutherland e molti D.O. non celebrati che non hanno compromesso la metodologia profondamente unica ed efficace dell'Osteopatia come praticata dai medici di base.

Siate certi che l'Osteopatia non è una specialità neuromuscoloscheletrica. Copre molto più terreno di quanto si trovi in quella specialità. Ci sono molti principi che non iniziano con i segmenti vertebrali. È importante che si veda cosa l'Osteopatia è veramente in sé stessa, non come una categoria isolata.

Nella Biodinamica percepiremo l'Interezza come una Realtà, sperando che emerga in noi stessi.

Il servizio dell'Osteopatia crea terreno fertile per l'auto-scoperta e una vera educazione sulla guarigione e la verità come si applica alla condizione umana.

L'emergere dell'Originalità è lo scopo della vita... arrivare a un punto di equilibrio e pace dentro di sé. Normale è quando "tutti i fulcri sono sincronizzati... e c'è pace e armonia" in noi (William Garner Sutherland).

Dai neonati agli anziani, i pazienti guariranno, ma ... alcuni no. In loro la capacità di guarire e trovarsi "guariti" non dipende dal curare una malattia ma piuttosto dal vivere nell'Interezza... Questa verità non è una filosofia ma un fatto empirico che solo chi pratica l'Osteopatia può testimoniare direttamente ... gli esseri umani sono incredibili ... i tuoi pazienti te lo dimostreranno ... credere o non credere non è la questione ... ti sarà posto davanti come un fatto inevitabile.

L'osteopatia ti umilierà. Sarai stupito dalle verità che ti dimostreranno perché il Dott. Still è diventato così noto e amato come medico... e perché questa professione è stata creata e perché le sue verità vivranno nonostante le tendenze mediche moderne verso la medicina biochimica, con formule predeterminate che lasciano l'unicità del paziente non riconosciuta come uno strumento centrale per guarire.

In tutto il mondo, c'è una tendenza a pensare come i medici, e pochissimi riconoscono che Pensare Osteopaticamente non è facile... "trova la Salute"... "tratta l'intero paziente"... "trova la Causa," non causa ed effetto... "studia le leggi della natura dentro di noi"... ascolta... Aspetta...

Non sto cercando di dipingere un quadro di sventura, ma piuttosto di evidenziare la nostra eredità e il lavoro che molti di noi hanno fatto e stanno facendo per diventare più Osteopatici nei nostri cuori... è un viaggio... Still e i suoi studenti diretti ci hanno dato una mappa... non dovremmo gettare via la mappa finché non abbiamo raggiunto la nostra destinazione.

L'osteopatia è una scuola di medicina. Ha una discendenza. È una tradizione orale.

Rispettiamo tutte le altre scuole di guarigione. Ma non dobbiamo diventare loro, altrimenti il nostro dono all'umanità perirà, così come perirà il passaggio della tradizione.

L'osteopatia è un albero... ci sono molti rami... sono tutti dall'Albero e parte di esso... nessuno deve essere potato o ignorato... mentre cresciamo, l'Albero è rafforzato da ciò che restituiamo alle Radici.

Scoprire l'Osteopatia Originale e lasciarla emergere nelle tue mani e nei tuoi cuori richiederà grande sforzo—uno sforzo per non scadere nella facile mentalità del "causa ed effetto"... uno sforzo per liberare la tua mente in modo da poter vedere cosa sta realmente accadendo in te stesso e nel paziente... ti farà lavorare... e si dimostrerà a te, poi diventerà un luogo interiore di riposo per sempre.

Poi ti "parlerà."

Sentirai allora la sua voce e la sua mano amorevole creare l'immagine che cerchi... la Salute che il Dott. Still vedeva nel Mondo... che è Eterna.

BIODINAMICA: COSA SIGNIFICA?

La parola "Biodinamica" è stata scelta per questi corsi a causa delle scoperte parallele di W. G. Sutherland, D.O., ed Erich Blechschmidt, M.D. La parola è stata introdotta in medicina dal Dott. Blechschmidt. L'abbiamo estesa per includere le dinamiche della Respirazione Primaria come espresse da William Sutherland, D.O. La ragione di questa inclusione nella scienza dell'Osteopatia è che Blechschmidt e Sutherland descrivono entrambi gli stessi principi innati alla nostra creazione, crescita e guarigione. Anche se l'embriologia è alle radici dell'Osteopatia, nessuno, a mia conoscenza, ha visto le somiglianze tra le osservazioni del Dott. Blechschmidt e del Dott. Sutherland e le ha applicate nella pratica.

La parola "Biodinamica" ha un significato speciale quando vista dalla somma degli sforzi di entrambi gli uomini per svelare i movimenti della vita. Entrambi gli uomini sono riconosciuti come pionieri. Entrambi, uno lavorando con la crescita e illo sviluppo e l'altro lavorando con la guarigione attraverso la trasmutazione, descrissero processi simili nell'attività interna dei campi protoplasmatici. Quando ho visto le somiglianze, ero euforico e dubbioso, poiché sembrava quasi inimmaginabile. Man mano che studiavo ulteriormente, i paralleli erano ovunque, inevitabili e precisi. L'applicazione clinica di questi principi in un contesto di pratica generale ha rivelato un miglioramento ancora più grande - di quanto - immaginato nei risultati clinici. Oggi, questi principi sono ampiamente utilizzati nella pratica osteopatica in tutto il mondo, perché funzionano!

La Storia

Le fondamenta dell'osteopatia sono nell'embriologia, che quasi tutti gli osteopati hanno dimenticato. Il segmento embriologico è stato sostituito dal segmento vertebrale. La maggior parte degli osteopati pensa alle lesioni ossee e all'azione diretta per alleviare la "pressione nervosa" come base del trattamento, piuttosto che avere una consapevolezza diretta della capacità intrinseca delle leggi naturali di esprimersi in una sinfonia di movimenti terapeutici.

Il ruolo del sistema nervoso autonomo nella malattia come principio basato sull'embriologia viene trascurato in gran parte del nostro pensiero e orientamento educativo. La segmentazione dell'embrione è la base di come dovremmo pensare. I nostri antenati pensavano tutti da questi principi mentre cercavano di eccitare o inibire le funzioni degli autonomi a molti livelli, incluso l'intero ambiente interno del paziente.

L'osteopatia è un'arte applicata

Will Sutherland era interessato all'embriologia. Incoraggiava i suoi studenti a leggere l'embriologia. Usava l'embriologia come fondamento del suo lavoro sulle estremità negli ultimi anni (vedi "Punti di Forza" nella Fase Sei). Era fondato su una conoscenza pratica dell'embriologia, come vedrai in questo e in altri commenti.

La mia prima esposizione all'embriologia è stata al Kirksville College of Osteopathic Medicine (1965) ... Ero spiritualmente affascinato dal processo di sviluppo e dalla mente dietro la bellezza della crescita e dello sviluppo. Il mio mentore di anatomia, il Dott. George Snyder, scrisse articoli sullo sviluppo embriologico della fascia. Studiavamo embriologia e segmentazione a Kirksville per essere più efficaci nella diagnosi e nel trattamento. All'epoca, Pottinger era il testo su cui facevamo più affidamento, ma recentemente, i lavori di Michael Kuchera, D.O., servono meglio ai nostri scopi per comprendere questa verità praticabile. Successivamente, nel 1980, John Harakal, D.O., allora presidente della Sutherland Cranial Teaching Foundation (SCTF) negli Stati Uniti, mi chiese di tenere una lezione sullo sviluppo del sistema nervoso centrale per il Corso Base SCTF.

Mentre mi accingevo a rivedere e aggiornare le mie conoscenze sull'argomento, mi rivolsi prima agli scritti del Dott. Sutherland, leggendo e rileggendo "The Tour of the Minnow."

Come al solito, quando si rivedono i maestri in qualsiasi tradizione, sembra una "prima lettura" ... ci si chiede davvero se lo si sia mai letto prima.

Mentre leggevo, mi sono imbattuto nelle parole "lamina terminalis" ... non sapevo cosa fosse ... quindi ... ho provato a cercarlo ... non facilmente reperibile. Libro dopo libro di anatomia era privo di informazioni sull'argomento ... Un testo di embriologia mostrava un'immagine della lamina terminalis come la membrana che chiude il neuroporo anteriore del terzo ventricolo durante lo sviluppo iniziale. Era ovvio che la lamina terminalis non fosse una conoscenza comune.

Come faceva Sutherland a saperlo? Non lo so, ma sospetto che fosse paziente nelle sue osservazioni del movimento involontario ... un compito che la maggior parte dei D.O. troverebbe poco interessante e noioso. Osservava senza sovrapporre le sue idee sul Meccanismo—ricorda, è stato il primo a vedere la Respirazione Primaria in un contesto medico ... E non aveva nulla a guidarlo se non la sua libertà mentale.

Sutherland era un pensatore e un esploratore osteopatico.

Ha scoperto ciò che la scienza non può ancora trovare... un processo in movimento nel paziente che può essere apprezzato sia nella diagnosi che nel trattamento, portando la sua professione in un nuovo territorio. Il movimento aveva un ritmo; lo chiamò Respirazione Primaria perché era diverso dalla respirazione toracica e sembrava essere più essenziale per la vita. Il Dott. Sutherland ha lavorato e rinnovato il suo pensiero per quasi sessant'anni.

La conclusione di Sutherland sull'esperienza sensoriale della Respirazione Primaria è stata espressa in un dipinto creato da sua moglie. Era una casa sotto il mare con tutte le porte e finestre aperte e l'onda di marea fluida che passava liberamente attraverso la casa senza ostacoli. Questa è un'immagine biodinamica di una forza esterna extra-genetica che crea e dà vita in modo preciso e perfetto. Corrisponde all'immagine che si ottiene leggendo Blechschmidt. Blechschmidt aveva solo un microscopio con cui lavorare; Sutherland aveva tutti i suoi sensi affinati da anni di osservazione osteopatica paziente. La storia di come Sutherland progredì nella sua capacità di osservazione è importante per chiunque desideri seguire il suo percorso e vedere le cose che ha visto nel mondo naturale interno dei suoi pazienti. Il percorso non è ben tracciato; bisogna andare piano ed essere esatti nel comprendere il processo di osservazione divergente rispetto ai processi mentali riduzionistici. Un punto importante sull'osteopatia e l'embriologia: è ciò che causa l'embriologia che ci interessa tanto quanto i modelli delle singole parti e la loro storia naturale. Perché? Perché l'interezza è uno dei primi principi. Studiamo la capacità dell'Intero e la causa dell'Interezza così come l'inverso, la perdita di interezza e la causa del suo deterioramento.

Il Primo Principio è l'Interezza

Il Dott. Still era profondamente consapevole su molti livelli che esiste una vera interezza a cui si può accedere. Questa era una realtà per lui. La tragedia è che molti osteopati pensano che sia filosofia e non un fatto, quindi non la collocano mai nella loro esperienza sensoriale. Gli studiosi osteopatici moderni in America spesso dicono che il corpo è un'unità, il che dipinge un quadro meno completo di un essere umano lasciando fuori l'anima e lo spirito del paziente. Gli esseri umani sono abbracciati in un mondo che non sempre "percepiscono". Da bambini lo percepiamo; da adulti, il novantacinque percento di noi è riduzionista e ha rimosso i nostri sensi naturali dal primo piano.

L'accesso sensoriale all'interezza è stato inesplorato dalle nostre istituzioni didattiche, eppure è lo strumento che usiamo tutto il giorno nella pratica. Sutherland e i suoi studenti erano osservatori pazienti, che, come diceva Sutherland, cercavano di pensare indipendentemente da ciò che sapevano. Questa posizione percettiva è una che è senza paura, e essendo tale, trova molti momenti di stupore e bellezza. Still aveva questo, il mio insegnante aveva questo... è ciò che espone l'interezza e permette al pensiero dell'Osteopatia di essere libero dal suo nemico: il riduzionismo e la dipendenza da un modello Allopatico nella mente.

Questa affermazione non è in alcun modo intesa a sminuire la medicina allopatica, ma piuttosto a evidenziare la necessità che giustifica la nostra unicità professionale.

Interessante, proprio recentemente, il Dr. Raymond Gasser ha pubblicato un articolo sull'interezza... ancora una volta l'embriologia ha fatto progressi, e mentre lo fa, i principi su cui viviamo in osteopatia diventano più conosciuti e apprezzati. All'inizio, pensavo che la lamina terminalis fosse solo il nome di un luogo, ma Sutherland la indica come un luogo da e verso cui il sistema nervoso centrale prende il suo movimento, come un fulcro. È un perno funzionale e una porta verso il "Mare Intorno a Noi."

Poiché ero totalmente frustrato con le informazioni nei "libri", mi sono rivolto al bibliotecario dell'Università del New England College of Osteopathic Medicine dove ero un professore clinico fuori sede di pratica familiare osteopatica.

Dopo migliaia di dollari e mesi di attesa, trenta o quaranta articoli da tutto il mondo che contenevano le parole "lamina terminalis" sono arrivati per posta... la maggior parte erano vaghi, ma un articolo menzionava che la lamina terminalis era il punto in cui il torus opticus si dispiegava in una miriade di funzioni nello sviluppo del sistema nervoso centrale (vedi lezione sul SNC nella Fase Uno). Ero sbalordito.

Sutherland vide chiaramente l'importanza della lamina terminalis come "fulcro" per il pattern e la potenza del movimento del sistema nervoso centrale, e ora scopriamo che il suo nucleo di verità era fecondo. La lamina terminalis era un fulcro per la crescita e lo sviluppo del sistema nervoso centrale, così come per molte altre funzioni (vedi Fasi Tre a Sei). La storia della sua chiara comprensione emergerà man mano che procederemo in questo commentario.

Will vide l'importanza della lamina terminalis e, in qualche modo, conosceva la sua funzione nel dispiegarsi della vita prima che la scienza dell'embriologia la scoprisse.

La prima lezione che ho tenuto è stata, per me, una notizia entusiasmante sulla saggezza di ciò che Sutherland aveva notato e su quanto fosse profonda questa verità.

Purtroppo, non tutti pensavano che fossi brillante. Alcuni membri del consiglio erano certi che fossi pazzo. C'era panico e dubbio, tutti diretti verso di me in un turbine di rifiuto, ma... quattro medici entrarono nel fuoco con me e sostennero ciò che avevo trovato nelle mie letture: Rollin Becker, Robert Fulford, John Harakal e Jacques Duval... hanno letteralmente calmato la massa irritata di esperti.

Ero confuso dalla risposta frenetica. Alcuni membri della facoltà erano così arrabbiati con me che pensavano avessi inventato l'intera faccenda... cosa che ovviamente non avevo fatto... stavo seguendo le parole di Will alla lettera.

Il mio interesse non è diminuito. Ho letto e letto... tutti i tipi di articoli strani (per me)... stavo vedendo, anche se lentamente, la profonda connessione tra la Salute come ancora insegnata, la Respirazione Primaria come la descriveva Sutherland nei fluidi, e le forze della creazione che dispiegano il nostro mondo embrionale interiore, come le descriveva Blechschmidt.

In altri cinque anni ero un vero "caso disperato"... spesso sognavo che il mio embrione mi parlasse. Mi sono innamorato della vitalità e del dolce silenzio in cui avviene tutto il dispiegarsi.

I miei critici erano duri; si aggrappavano alla sicurezza del passato e alla loro posizione di insegnanti... A quel tempo avevo quarant'anni. Loro erano più vecchi di trent'anni. Ora che sono più anziano, posso capire meglio i critici... qualcosa con cui Will si è confrontato. La maggior parte dei critici sono codardi, non dibattono mai direttamente le questioni, si limitano a commentare in angoli bui. I critici mi hanno aiutato a guardare più a fondo e con maggiore impegno e sono stati molto utili nel mio sviluppo di queste connessioni. Hanno la mia gratitudine per avermi spinto in acque limpide.

"Un po' di conoscenza è una cosa pericolosa; Bevi a fondo, o non assaporare la fonte Pieriana" ... Questa citazione è tratta da una poesia di Alexander Pope intitolata "Un saggio sulla critica." Era posta nella pagina del titolo della prima edizione del libro di Will. La poesia è molto utile, poiché offre un'idea del costante rifiuto che Will ha digerito con il suo modo semplice e gentile. È un modello che si può facilmente ammirare per la sua tolleranza e neutralità.

So che non ho detto cosa significa l'uso del termine Biodinamica, ma ci sto arrivando ... la storia continua!

Mentre la mia ricerca sull'embriologia continuava, fui indirizzato all'articolo di Blechschmidt nel *Symposium on Development of the Basicranium* (National Institutes of Health, 1976) dal mio vicino d'infanzia, Frank Willard, Ph.D. Durante tutto il percorso è stato un buon critico e ha risposto generosamente alle domande man mano che si presentavano.

Mi sono reso conto di essere "su un ramo," da solo.

Ho scoperto descrizioni in embriologia che rispecchiavano i commenti di Sutherland sulle sue osservazioni ricavate dall'ascolto dei fluidi mentre rispondevano alla Respirazione Primaria. Questi parallelismi si sono ristretti e incontrati.

Ci sono immagini dei campi metabolici negli scritti di Blechschmidt; in particolare, verso la fine del testo *Biocinetica e Biodinamica della Differenziazione Umana* ... Queste immagini descrivono le forze in azione nei campi metabolici ... beh ... sono le stesse di quelle descritte da Sutherland. Le immagini nel testo di Magoun sono esattamente le stesse (pagine 100 e 101, terza edizione di *Osteopatia nel Campo Craniale* di Harold Magoun, The Cranial Academy, 1976).

Ad esempio, in una delle figure di Blechschmidt ci sono due uomini all'interno del campo fluido che si affrontano e spingono l'uno verso l'altro ... in altre parole, i due uomini stanno portando il campo metabolico verso il "centro" ... lo stesso che in un CV4 dove le forze del "fluido nel fluido" vengono portate a un punto centrale creando il Neutro ... attraverso il quale le terapie diventano attive.

Un'altra immagine in Blechschmidt definisce chiaramente una separazione del campo metabolico che replica la diffusione di base di

Sutherland fatta con il tocco più delicato... questo è stato chiamato EV4 nel modello biodinamico perché la Direzione della Facilità nel campo fluido è l'opposto di quella in un CV4. Altre immagini rappresentano ciò che noi chiameremmo disimpegno e attività fisiologica opposta.

Mentre vedevo tutto questo, la luce si accese... entrambi gli uomini, uno con un microscopio e uno con le mani, stavano osservando lo stesso processo. Sembrava troppo semplice per essere vero, ma era lì. Ero un po' sopraffatto... tutto si fermò... le barriere caddero. L'unità era incomprensibile... i modelli di Respirazione Primaria che mi erano stati insegnati e che avevo usato per anni si frantumarono, e un "respiro di qualcosa d'altro" entrò nella riva della mia piccola mente.

Intuitivamente ho sentito un calore e un'ammirazione per Still e Sutherland... inoltre, ho visto di nuovo quanto tempo ci vuole per essere consapevoli delle leggi della natura al lavoro nei pazienti piuttosto che aggiungere leggi "formulate da mani umane." Sono cresciuto in quel momento... niente più compromessi.

Il viaggio percettivo di Sutherland è stato fondamentale per la sua comprensione. Ha dovuto cambiare il modo in cui lavorava e il modo in cui pensava ... il rivestimento percettivo della sua consapevolezza è stato un compito arduo. Ha dovuto ripensare le sue formulazioni più e più volte ...

A causa di questa sintesi, ho riletto e catalogato tutti i passaggi percettivi che potevo riconoscere nel testo completo di Contributi del Pensiero *di William Garner Sutherland (*The Cranial Academy, 1967). La chiave era l'osservatore che cambiava ed era libero da pregiudizi.

Di cosa tratta la parola 'Biodinamica'... ?

Il presupposto delle forze terapeutiche intrinseche dentro di noi è emerso chiaramente attraverso Still e Sutherland ... così chiaramente che molti hanno deciso che si tratta solo di filosofia.

Sutherland seguiva Still quasi parola per parola. Il mio intero ingresso nell'Osteopatia è stato perché mi fidavo della natura più che dei politici o degli uomini d'affari ... quando ho letto Still, ero convinto ... poi ho fatto domanda a Kirksville, annunciando loro nella mia domanda che stavo facendo domanda solo a una scuola e, se respinto, sarei rimasto alla scuola di specializzazione fino a quando non mi avrebbero accettato ... Ricordando ora, a circa cinquant'anni di distanza ... lì ero immerso in un mare di verità da molte fonti ... ero euforico ... ma c'era di più.

Il modello di Respirazione Primaria di Sutherland era "una casa sotto il mare" con tutte le porte e finestre aperte e la Marea che si muoveva attraverso con facilità, portando forma, funzione e guarigione.

La percezione di Blechschmidt dei campi metabolici negli embrioni era che fossero biodinamici; cioè, erano un'espressione di una forza creativa esterna extra- genetica conosciuta solo dall'embrione ... non dagli scienziati, ma dall'embrione ... un oceano che è attraverso di noi, creando movimenti involontari (biocinetica) e attività auto-correttive (spostamento automatico).

Un Oceano ... Una Casa ... Trasparenza dell'Intero alle Forze Creative

Mentre assimilavo questi piccoli pezzi, passarono anni, fino ai primi anni novanta ... ma c'è di più nella domanda. Cos'è la Biodinamica e cosa c'è dietro la parola?

I campi metabolici, sia negli embrioni che negli adulti, riguardano la morte del vecchio e la costruzione del nuovo ...

Metabolico ... catabolico ... anabolico ... in questo fuoco metabolico, cos'è che sincronizza la morte e la crescita della forma e della funzione? Cosa crea la morte e cosa trasmette il confine della funzione che si sta sviluppando?

Il metabolismo non avviene senza un catalizzatore, e al livello più essenziale quel catalizzatore è sconosciuto ... Sutherland usò una parola greca antica per descrivere il cambiamento metabolico ... Trasmutazione (vedi il poema di Ovidio Metamorfosi, dall'8 secolo) ... un cambiamento completo ... un cambiamento così drammatico che era simile a un cambiamento di specie, non di genere ... cambiamento come risultato della trasmutazione.

Blechschmidt non aveva gli strumenti per andare lontano quanto Sutherland in questa direzione.

Le mani di Sutherland divennero trasparenti a questa Verità. Egli stesso sviluppò una relazione intima con il Mare Biodinamico Intorno a Noi al punto da vedere attraverso gli effetti in un altro fulcro (causa) ... che poteva essere chiamato solo ciò che giace oltre la trasmutazione ... Il Respiro della Vita ... lì risiede il potere della creazione che entra nel mare, che ha la potenza di trasmutare la biostasi, il nemico della crescita e della guarigione, e ristabilire la freschezza.

Questi fatti possono sembrare poetici, ma i fatti stanno da soli, inalterabili, precisi e infallibili. Un mistero conosciuto solo all'innocenza che un embrione ci rappresenta, ma anche un fatto concreto.

Man mano che il modello e la metodologia biodinamica si sviluppavano dal 1978 alla metà degli anni '90, molte persone si sono nuovamente interessate all'embriologia e hanno iniziato a studiare il dispiegarsi della vita.

Avverto il lettore di ricordare che Sutherland è andato oltre la forma fino alla causa che fa sì che l'embriologia avvenga ... questo è uno studio diverso da quello delle tappe embriologiche.

La biodinamica non riguarda forme o formati ... riguarda le manifestazioni intime della respirazione primaria come forza creativa e terapeutica che trasmuta il vecchio e porta l'immagine del nuovo al suo posto. Questa capacità di trasmutare sta dietro a tutto il successo nel trattamento, dietro a tutte le interfacce spaziali e temporali che si dispiegano man mano che lo sviluppo e la crescita avvengono ... attraverso l'omeostasi neutra.

Il mare intorno a noi è biodinamico

Finora, l'embriologia non ha raggiunto Sutherland o Still ...

Non incoraggio lo studio dell'embriologia oltre un punto di comprensione di base e meraviglia. Piuttosto, studia la Respirazione

Primaria ... guarda dietro gli effetti ... qual è la causa ... e quali sono i mezzi di comunicazione con quella causa e la sua intenzione?

La prova di queste verità non sta nella logica ma nel vantaggio clinico che portano alle varietà di sofferenza che un medico di campagna testimonia ... tutti i pazienti beneficiano in molti modi da mani che diagnosticano e trattano da queste fondamenta ...

Still la chiamava vita, "quella lenta forza vivificante che proviene da Dio." Sutherland la chiamava Respirazione Primaria ... È una.

La Biodinamica Significa Tutto Questo e Altro Ancora ...

Blechschmidt scelse la parola per sottolineare che ci sono forze extragenetiche al lavoro nella creazione e nel dispiegarsi della vita embrionale. Sutherland vide quella forza al lavoro come trasmutazione proveniente dal mare intorno a noi ... e in ultima analisi dal Creatore. Mescola i punti di questi due uomini e troverai la parola "biodinamica" e il suo significato.

C'è più di quanto la mia vita possa contenere, ma per coloro che amano l'Osteopatia, ho scritto questo per voi e nessun altro.

COS'È NORMALE RELATIVAMENTE AL MODELLO BIODINAMICO?

Comprendere lo sviluppo di una funzione è essenziale per la risposta. L'embriologia esprime miliardi di funzioni; ognuna emerge da un seme o fulcro presente per tutta la vita. Dire che "quando tutti i fulcri sono sincronizzati ci sarà pace e armonia" significa entrare nella mente universale che percepisce l'interezza e non la dualità. Il Dott. Sutherland vide chiaramente il cerchio superiore e questa Verità.

Espressioni di Funzione Normale

1. Una facilità di movimento, assenza di tensione; sentire questo in te stesso è sorprendente.
2. Disimpegno naturale, capacità di cambiare forma con le respirazioni.
3. Sincronizzazione da una Saggezza Superiore.
4. Una relazione con l'Intero.
5. Una capacità di adattarsi senza compensazione.
6. Una capacità di fermarsi.
7. Una capacità di relazionarsi con altre parti attraverso la relazione con l'Intero.
8. Una connessione consapevole con la causa.
9. Una capacità di distorsione e ritorno.

Normale è ...
"Un senso di pace e armonia" (Dott. Sutherland)
Una facilità di movimento, senza tensione
Essere neutro
Interezza
La capacità di cambiamento

"L'abilità di una persona è proporzionata alla sua comprensione del normale." Perché il Dott. Still direbbe questo? Il normale richiede un punto di riposo. È attraverso questo punto di riposo, o Neutro, che l'organismo mantiene la sua integrità come un intero. È attraverso il punto di riposo che le forze di guarigione interne ripristinano e rigenerano funzione e forma. La capacità di una funzione dipende dal fatto che la funzione sia connessa al progetto perfetto che modella la nostra vita embrionale. Questo progetto appare al concepimento... è chiamato l'Embrione, o la Salute... la perfezione inalterabile in ogni creazione vivente. Durante la fase di riposo (neutro), le forze omeostatiche (Respirazione Primaria, respirazione toracica e l'asse percettivo del sistema immunitario) si sincronizzano con la Salute per portare le parti in un Movimento Unico chiamato Interezza. Quando ciò accade, c'è un senso di completa trasparenza al movimento della creazione, che è ovunque; questo "senso" è chiamato Amore. Tutte queste attività normali possono essere sperimentate dagli osteopati se pensano Osteopatia. C'è un movimento costante verso il normale; questo è chiamato crescita. L'attrazione magnetica interna verso la Salute e la Normalità è la Salute in noi che ci muove verso se stessa, che è la nostra "natura superiore." Come disse il Dott. Sutherland, "Questo non è un sogno ozioso." Come fervente sostenitore dell'Osteopatia e avendo visto i suoi benefici in ben oltre 150.000 visite in studio come medico di campagna, posso dire che il sogno di Sutherland era reale.

Dal 1966 ho percorso questa strada e finalmente mi sento pronto a partecipare all'Osteopatia come credo che Still l'abbia immaginata, per trovare la Salute, la normalità di base che ci crea e ci guarisce, non come un ideale spirituale ma come una capacità innata di ritornare alla Salute.

Cos'è normale? Come si sente quell'esperienza? Normale non è un'apparenza esteriore o un comportamento, è lo stato di essere nella Salute attraverso la guarigione della Marea. La normalità è uno stato che ha una tensione percepibile, una consapevolezza del flusso dell'amore attraverso tutti noi e sapere che non si sa. È la sensazione della Vita in tutto... si diventa come un bambino. Essere un osteopata ha sempre richiesto coraggio e impegno, soprattutto oggi quando il modello Allopatico è così tanto parte della propria educazione.

La Biodinamica è progettata per attraversare i ponti e i paesaggi che i nostri antenati hanno percorso...

Camminiamo in pace con tutti gli osteopati, indipendentemente dal loro orientamento, e camminiamo con rispetto per tutte le arti curative ma comprendiamo la necessità di mantenere l'Osteopatia il più pura possibile. Se lavori per Pensare l'Osteopatia con il tuo cuore e le tue mani, diventerà realtà; dimostrerà che i principi sono solidi e accurati. Normale è un'Interezza... questo è nascosto all'osteopata medio a causa dell'orientamento mentale verso le tensioni nella lesione durante il trattamento.

L'interezza è un fatto, una realtà che viene facilmente trascurata. Gli embriologi moderni stanno appena iniziando a vedere questa interezza come la base della crescita e dello sviluppo. Still ne parlava molti anni fa (vedi capitolo 1 in *Filosofia dell'Osteopatia*, CreateSpace, 2014).

La Biodinamica inizia con la consapevolezza di questa interezza. Il movimento della creazione inizia come un'interezza. L'embrione si sviluppa come un unico sincizio, come una singola goccia di protoplasma che diventa diversificata. La diversità è crescita. Si verifica come una singolarità espressa da un progetto maestro che chiamiamo la Salute.

Siamo fatti di una sola sostanza, il Respiro della Vita.

Produce molte forme senza diminuire se stessa.

La guarigione deriva dal rinnovamento della forma da una sola sostanza, il Respiro della Vita.

FORME

Elettromagnetica o Fluido nel Fluido

o Potenza o Fuoco

Molecolare o Corpo Fluido o Biochimica

Fisica o Meccanica o Tessutale

Mente o Intelligenza Suprema Anima

Corpo

INSEGNARE LA BIODINAMICA DELL'OSTEOPATIA

La parola "Biodinamica" è usata in Osteopatia nello stesso modo in cui è espressa in embriologia—cioè, una forza esterna all'embrione che crea gli eventi interni di crescita e guarigione. Questa realtà quasi incredibile è presente per tutta la vita e detta gran parte della bellezza osservata durante i trattamenti. I dottori Still e Sutherland furono profondamente colpiti da questo "movimento esterno" e dalla sua azione interna osservata durante il processo di guarigione; lo chiamarono una forza soprannaturale a causa dei suoi risultati clinici miracolosi e della sua indifferenza alla volontà umana. Questo Fiume della Vita in costante flusso influenzò profondamente la loro percezione e abilità. Entrambi osservarono di essere centrati da queste forze e furono premiati con intuizioni come risultato dello scambio. Questo Grande Fiume è anche chiamato "la Marea" o "l'Oceano." Sono simboli e, come tali, ci portano a una realtà più profonda.

Tu ed io cresceremo più profondamente nella nostra vera natura se seguiamo questi principi. Sono l'eredità osteopatica di questo programma, che è un'estensione diretta del gruppo di studio privato del Dott. Sutherland (1935- 1953). Con questa comprensione del Meccanismo Respiratorio Primario, l'insegnamento effettivo di questo lavoro si muoverà in accordo con il flusso delle forze di marea menzionate sopra. In tal modo, potremmo sembrare disorganizzati. La nostra devozione ai movimenti biodinamici della vita si è dimostrata clinicamente profonda in un contesto di pratica generale e altrettanto profonda all'interno delle nostre stesse vite.

Siamo qui per servirti e non per clonarti in uno schiavo di un sistema di credenze. L'osteopatia è un viaggio nell'interiorità delle leggi naturali e divine che guidano in modo bello e silenzioso le nostre vite nel flusso delle nostre speranze più profonde.

Il linguaggio si è espanso nel corso della storia dell'Osteopatia. Le definizioni non riescono a penetrare l'esperienza sensoriale di questi fenomeni e quindi lasciano una confusione mentale. L'azione che crea le parole porta la storia di chi o cosa qualcosa è. Questa azione diventa chiara dalla "cooperazione e comunicazione" con le leggi biodinamiche dei mondi naturali e soprannaturali, presenti fin dall'inizio della ricerca dell'umanità per l'armonia e l'Interezza in questa vita collettiva.

Separare la tua abilità dal collettivo limiterà il tuo accesso a queste leggi e forse ti frustrerà... quindi cerchiamo di seguire il movimento momento per momento dell'intero mentre troviamo il Respiro della Vita, la Marea, il Fiume della Vita, la Respirazione Primaria, il Meccanismo e altri movimenti che condividono molti nomi diversi nella nostra eredità... i nomi sono simboli; il movimento reale, se ascoltato nell'Intero, rivelerà la sua vera natura, verità e gioia.

UTILIZZIAMO LE SEGUENTI LINEE GUIDA OSTEOPATICHE QUANDO INSEGNIAMO LA BIODINAMICA

Trova la Salute nel partecipante, non le passività.

Rispetta la loro capacità di esplorare questo lavoro senza un istruttore da tavolo costantemente accanto a loro.

Applica principi piuttosto che tecniche.

Usa le domande come direzione per gli argomenti.

Permetti agli studenti di andare "con la Marea" durante le sessioni pratiche, non solo con le istruzioni.

COMPETENZE FONDAMENTALI PER LA MEDICINA OSTEOPATICA

Ovunque o qualunque cosa facciamo come medici osteopatici, portiamo con noi una base diversa rispetto a quella di altre professioni. "Primo, non nuocere" è una frase ben nota in medicina e fondamentale per vivere. Cosa significa questo in termini di consapevolezza oltre le parole?

Quando siamo in presenza di un paziente, e specialmente quando le nostre mani sono impegnate nel discernimento, dovremmo essere consapevoli di tre responsabilità fondamentali:

Primo, essere consapevoli dell'intero paziente. Questo include corpo, anima e spirito. La facilità di questo arriva con la maturità man mano che ci si coinvolge meno con la malattia stessa. Questo sosterrà la guarigione.

Secondo, osservare l'interazione del sistema nervoso autonomo nel paziente con ciò che stai facendo, anche durante la raccolta della storia clinica. Molte persone inconsapevolmente hanno stress post-traumatico e una soglia bassa nella risposta istintiva simpatica. Non desideriamo creare uno squilibrio con l'uso della nostra attenzione.

Sii invisibilmente gentile.

E infine, ascolta la tua coscienza. La coscienza non è una moralità appresa o una credenza religiosa, è una consapevolezza interiore di una saggezza superiore che unisce tutti gli esseri viventi. L'osteopatia ti metterà in contatto con la tua Salute o il tuo Vero Sé, che conosce innatamente i cerchi superiori e medi. Non aggiungere pressione a te stesso per ottenere risultati a scapito del benessere del paziente.

Queste funzioni sono spesso perse nella vita moderna e nell'educazione. Hai una bilancia interiore di significato universale che supera le leggi create dall'uomo. Questo emergerà mentre tratti i pazienti e non le loro malattie... una virtù che dimora nella Vita.

STUDI PERCEPTIVI: DISCERNIMENTO

L'assunzione nell'educazione osteopatica che tutti gli studenti percepiscano in modo simile è un grave errore. Ci sono facoltà intellettuali, intuitive e istintive che possono dominare l'orientamento verso la palpazione o la percezione. Ci sono mani attive e mani passive. Le mani neutre sono solitamente connesse a un profondo rispetto per la Marea, e una dipendenza dall'essere centrati da essa di solito arriva con il tempo se si persegue la neutralità. La biomeccanica si basa su due mani attive e uno schema mentale sovrapposto al paziente. Questo corregge le lesioni escludendo l'intero paziente.

I metodi funzionali sono molti e diversi; tutti dipendono da almeno una mano che sia passiva, o in ascolto, non attivamente palpante. I metodi funzionali cercano la "facilità" nella lesione. La mano in ascolto gioca un ruolo importante nel seguire e guidare il trattamento in una "posizione neutra." Questo è meno efferente rispetto alla biomeccanica e utilizza gli afferenti per trasmettere dati dalla "mano in ascolto" al cervello, dove si forma un'immagine in movimento. L'immagine in movimento formata nella mente è molto diversa dall'immagine preformata usata nella biomeccanica che è efferentemente sovrapposta al paziente e manca di movimento. Il punto finale raggiunge direttamente l'intero.

Alcuni studenti iniziano con mani passive, in ascolto, e altri con mani attive; il feedback al docente dai due tipi sarà molto diverso sullo stesso paziente. Questo vale anche per i docenti. Per essere guidati, bisogna discernere come lavora il docente.

Un'altra categoria si vede nei principianti che sono istintivi, di solito provenienti da comunità aborigene o da qualcuno con una formazione approfondita nella contemplazione (quiete interiore). Questi studenti ascoltano, afferentemente, con <u>tutti i loro sensi</u>, aspettando che lo Spirito li apra e porti immagini nella loro consapevolezza. Stranamente, gli intellettuali non vedono il valore di queste percezioni normali. Le persone con questi doni sono spesso respinte come instabili o soggette a "fantasie", quando in realtà sono all'interno delle leggi naturali. Quest'ultimo gruppo presenta quello che può essere considerato il più alto livello di intelligenza creativa. Hanno immaginazione. Eppure molte persone "istruite" vedono l'immaginazione come una disabilità ... interessante.

In definitiva, se si pratica l'Osteopatia, una varietà di abilità percettive convergono in fluidità. La causa dietro i metodi viene in primo piano e le divisioni sono prive di significato ... ma ... Quale abilità hai naturalmente? Quale necessita di lavoro? E qual è il tuo obiettivo desiderato tra vent'anni? Queste domande devono essere ponderate! Se lo desideri, puoi provare a rompere vecchie abitudini utilizzando alcune o tutte le seguenti pratiche:

- Impara a "voltare pagina": Qualunque cosa tu veda, annotala in dettaglio, non respingerla, poi volta pagina, come in un libro di storie; semplicemente volta pagina e vedi cosa c'è dopo, lascia che la storia continui, non trattenere le immagini, lasciale andare, e ne arriveranno di nuove. La chiave è vedere ciò che vedi per primo in dettaglio. Non immergerti in profondità sperando di trovare un tesoro; lavora con un ritmo e una precisione che non creano cambiamenti involontari nell'intero.

- Abreazione: Questo è simile a voltare pagina, ma l'intenzione è più attiva. Vedi ciò che vedi e non reagire, osservalo ma non interagire con il suo movimento o barriera, stai fuori dal gioco, non lasciare che la tua attenzione vada "lì" ... Una nuova immagine sorgerà; studiala da una distanza e non lasciare che l'attenzione si coinvolga. Distaccati muovendoti verso la Salute, lontano dalla tentazione di impegnarti nella performance (non importa quanto grandiosa). Ferma la tua mente; svuota qualsiasi senso di obiettivo. Lascia che le immagini passino finché una non ti centri e ti risvegli alla sua presenza.

- Cerca qualcosa che non hai mai visto prima: è molto impegnativo e altrettanto gratificante. Aspetta finché non vedi qualcosa di "nuovo."
- Dividi la tua attenzione tra il primo piano e lo sfondo. Poi poni il 90 percento della tua attenzione sullo sfondo.

La ruota che cigola non riceve **nessun** *grasso; non lasciare che la tua mente venga attratta da lesioni rumorose.*

MONITORAGGIO DEL PAZIENTE DURANTE IL TRATTAMENTO

Quando trattavo con Ruby Day, Anne Wales o Rollin Becker, era chiaro che avevano un senso dell'Intero durante l'intero trattamento. Apparendo come se lavorassero localmente, la loro consapevolezza era ovunque mentre l'Intero rispondeva alla Marea.

Mentre trattiamo, monitoriamo certi aspetti del paziente e iniziamo a vedere nell'Interezza. Man mano che attraversiamo le fasi, l'Intero diventerà qualcosa di più grande.

Per prima cosa, dividi sempre la tua attenzione tra l'Intero e la parte, l'Intero ricevendo la maggior parte della tua attenzione...almeno l'85 percento.

MONITOR

L'attività locale

L'attività dell'Intero

Il sistema nervoso autonomo

La tua coscienza

Riequilibrare sempre quando hai finito.

MOVIMENTO INVOLONTARIO

L'intera forma funzionale dell'organismo respira con la Respirazione Toracica e la Respirazione Primaria. Come osteopati, possiamo apprezzare come il movimento di queste due respirazioni, Toracica e Primaria, si mescolino e muovano masse di fisiologia. Questa respirazione sospende ogni forma e funzione mentre cambia posizione e fisiologia per dare vita in ogni momento. Il fulcro di origine per la respirazione si sposta costantemente mentre l'organismo si muove, mangia, digerisce, eccetera. Inoltre, questa funzione è vista come un'Interezza sospesa che si sposta automaticamente. Sutherland descrive ripetutamente la sua osservazione di questo movimento involontario, come fanno molti altri. Ogni volta che fai un passo, leggi un libro o ti innamori, i fulcri si spostano e i movimenti funzionali cambiano luogo.

Questa immagine del movimento normale della vita sostituisce l'anatomia grossolana adinamica come un'immagine statica. Questa immagine è il fondamento della medicina osteopatica e il motivo per cui è efficace in un contesto di pratica generale. Questo evento di respirazione è un principio fisiologico profondo necessario per la salute e i processi di autoguarigione. La descrizione sopra è ideale e può essere osservata nei bambini e negli adulti veramente sani, ma più spesso troviamo queste due respirazioni asincrone nei pazienti che entrano nei nostri studi quotidianamente. Quindi si osserva che la respirazione toracica e la Respirazione Primaria sono separate perché non sono in comunione con la loro propria salute.

Pratico

Come esercizio pratico, osserva il movimento involontario nel sistema ascoltando ed esplorando la respirazione toracica e la Respirazione Primaria della clavicola.

Respirazione toracica e laclavicola

Respirazione primaria e la clavicola

Ascoltare entrambe contemporaneamente

IL RIEQUILIBRIO È UNA COMPETENZA VITALE NELLA PRATICA GENERALE

La tecnica iniziale di tensione membranosa bilanciata (BMT) prevedeva un'azione diretta, che Sutherland e tutto il suo gruppo di studio abbandonarono. Stavano influenzando la dura madre per muovere le ossa del cranio. Questo causava poi nausea riflessa e vertigine quando il paziente si alzava. Nel corso degli anni, i principi si sono evoluti per prevenire e trattare questi effetti collaterali. Il metodo utilizzato per influenzare il riposizionamento delle ossa prevedeva l'uso del sacco in cui l'osso era abbracciato per effettuare il cambiamento. I sacchi, o strati, del cranio erano chiamati meningi. La parola "meningi" significa membrane e non si riferisce solo alla dura madre ma a tutte le membrane del cranio. E così il termine "tensione membranosa bilanciata" è stato utilizzato per descrivere la tecnica.

La chiave non era muovere l'osso ma il suo sacco periosteo. Prenditi un momento e visualizza il periostio e la sua funzione di produrre osso. L'involucro in cui l'osso si muove è il suo creatore di forma. La dura non è periostio, anche se può sembrare tale in un campione secco.

Non muoviamo mai la dura ... mai ... è altamente popolata di nocicettori, e se hai mai visto la meningite, ricorderai il dolore severo e la rigidità che sorgono da questo tessuto. Quindi il linguaggio stesso necessita di chiarimenti affinché la storia qui possa essere apprezzata e non ripetuta. Pertanto, BMT è, e non è, un termine utile in un contesto moderno. L'evitare di usare la forza per fare una correzione diventerà semplice, facile e fruttuoso ... ma come disse con umiltà la Dott.ssa Wales, "Non possiamo dare il trattamento perfetto, quindi controllo sempre la necessità di riequilibrio" ... questo lo faceva anche dopo settant'anni di pratica. La sua grazia come persona era curativa.

La facilitazione simpatica post-trattamento può verificarsi con l'ansia. Questo accade quasi sempre se non si ascolta il sistema nervoso autonomo mentre il trattamento è in corso.

Ancora una volta, prestare attenzione alle competenze fondamentali, come affrontato in precedenza in questo manuale, è vitale per non stressare la fisiologia. Controllare sempre l'Interezza del paziente dopo il trattamento. Questo può essere realizzato in molti modi.

In ogni corso, introdurremo livelli più profondi di questa consapevolezza.

RIEQUILIBRIO NELLA FASE UNO

Ascoltare l'Intero: si sente omogeneo?

Pratico

La Ciotola Cranica e la Presa di Becker

Questo pratico richiede di ascoltare con mani delicate.

Il riequilibrio viene fatto solo se il fluido non funziona come una singola goccia.

Per prima cosa, valutiamo il fluido nella ciotola, non l'anatomia.

Cerchiamo simmetria e movimento fluido come un'unità.

Se è presente asimmetria, allora riequilibriamo andando verso la centralità della quiete.

Aspetta.

Cosa succede?

SINCRONIZZAZIONE ATTRAVERSO LA SALUTE

Il segno distintivo della Biodinamica è l'intenzione di essere sincronizzati dalla Salute. Questa è un'attività che ti porterà attraverso molti paesaggi ... è un viaggio che dura tutta la vita.

Il nostro primo principio osteopatico è riconoscere la Salute nel paziente.

Questo è un fatto vivente che rende il lavoro di Sutherland così bello. I nostri sensi saranno infine sintonizzati dalla Salute, automaticamente.

Quando posizioniamo le nostre mani sul paziente, il nostro primo sforzo deve essere quello di sincronizzarsi con la Salute. Lo facciamo facilmente diventando consapevoli del respiro della Respirazione Primaria. Ciò significa che la nostra consapevolezza, coscienza e percezione devono essere libere di farlo ... Lascia che la tua mente si stabilizzi senza controllarla ... poi ... senti il respiro e aspetta. La sincronizzazione, quando è completa, apre il sistema a un certo tipo di quiete che cambia il tuo osservatore e permette l'osservazione senza disturbare le forze di autoconservazione dell'istinto del paziente.

Anne Wales, una nota e vecchia amica di Will Sutherland, ha sottolineato questo punto nel suo insegnamento e nei suoi scritti (vedi pagina 36, 1953 *OCA Journal*).

La maggior parte delle persone vede le lesioni, lo strato esterno di ciò che è più superficiale nella vita. Generalmente, i medici guardano i pazienti come malattie, raramente cercando la presenza di qualcosa che è alla base della guarigione e del benessere—la Salute. Il Dott. Still ci ha lasciato con una sfida: trovare la Salute nel paziente. Lo facciamo in molti modi, il primo dei quali è attraverso la sincronizzazione con "qualcosa di sano" nel paziente (cioè, la respirazione della Respirazione

Primaria).

Col passare del tempo e quando ti relazioni alla Salute in modo più diretto, sentirai la natura della Salute, la sua essenza, e troverai un rifugio. Questa immagine eternamente perfetta della natura umana toccherà la tua anima e le luci si accenderanno nel tuo mondo interiore.

Un rapporto più profondamente intrinseco con la Salute è sapere che è lì, che tu possa sentirla o meno. Questa devozione alla verità aprirà il tuo cuore alla verità universale e all'interezza.

Per ora, lavora in modo che il tuo osservatore sia tranquillo e paziente; concedi tempo affinché le impressioni diventino evidenti.

SCHEMA GENERALE PER QUALSIASI FUNZIONE

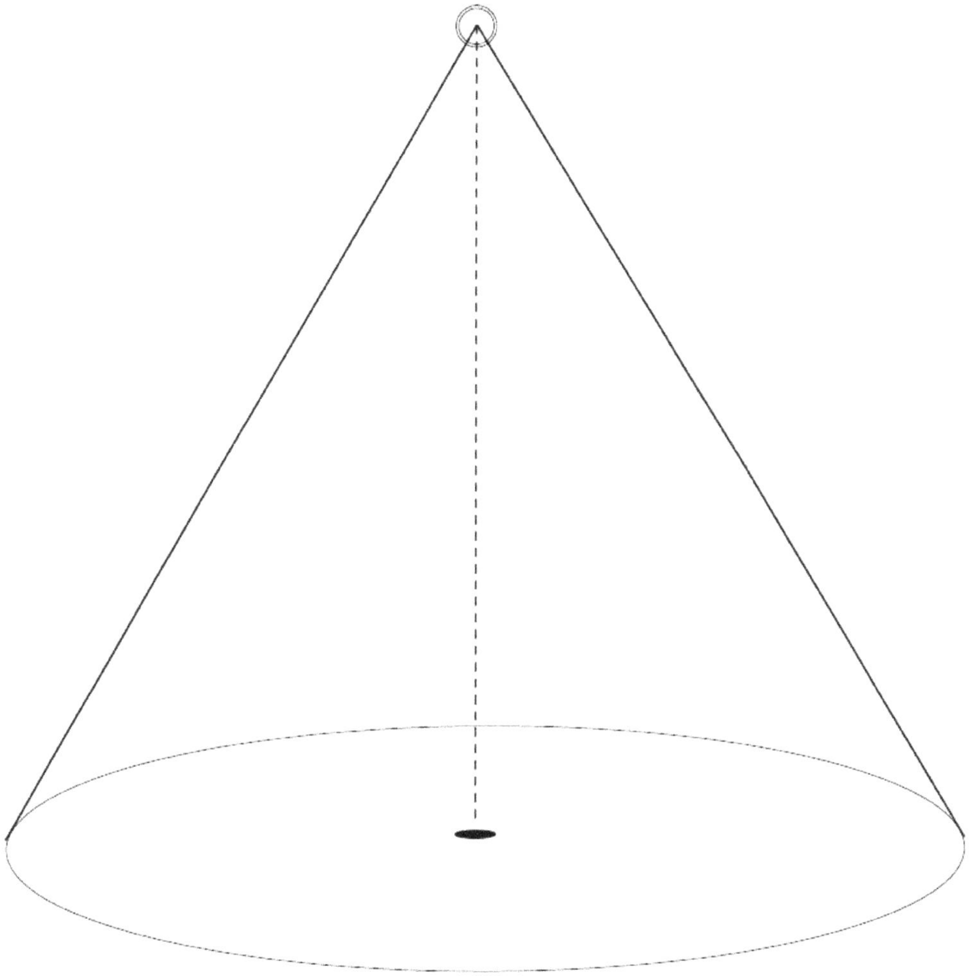

Questo diagramma riguarda i principi generali dell'embriologia e dell'osteopatia come vissuti con "dita che pensano, sentono, vedono, sanno." Il sistema sensoriale istintivo, non contaminato dalla mente razionale, ha milioni di anni e può percepire movimenti di 1/100 delle dimensioni di un capello umano. Durante i corsi della Fase, enfatizzeremo la percezione istintiva. La percezione istintiva avviene all'interno di un oceano di Silenzio. L'istinto richiede silenzio per percepire movimenti sottili. Nel deserto, si trova il silenzio come caratteristica dominante che supera il suono nella sua udibilità. All'interno di un paziente, troviamo silenzio solo quando è presente l'omeostasi o uno scambio fluido equilibrato, o si entra nella Salute nella perfezione del paziente.

Il cervello addestrato dalle leggi create dall'uomo può operare solo in due dimensioni, vale a dire attività afferenti/efferenti che incontrano gruppi sinaptici formati dall'educazione che "reagiscono" alle impressioni con un'azione automatica, non creativa.

Il silenzio della mente istintiva è neutro, in attesa in una circonferenza tridimensionale che è di miglia in diametro. Quando qualcosa si muove, c'è un'impronta che fornisce immagini dell'origine del movimento, e la comunicazione inizia. Questo diventerà chiaro mentre facciamo le pratiche.

Lo schema sopra è ciò che gli istinti "vedono."

L'immagine intera è la funzione, sia essa un rene, un fegato o un muscolo. La forma della funzione è ciò che condiziona il suo lavoro metabolico interno. Cambia la forma e cambi la funzione metabolica.

Forma e funzione co-emergono al concepimento dal mondo soprannaturale. L'idea di un essere o di una funzione è racchiusa in un seme o primordio, che si sviluppa nel tempo nella crescita e nello sviluppo.

Il cerchio all'apice rappresenta il seme o il fulcro attraverso il quale il movimento prende vita e attraverso il quale l'intelligenza della parte è intima con l'intero. Questo è chiamato Respirazione Primaria. Mentre la Respirazione Primaria respira, la forma cambia; è una forma specializzata di inalazione seguita da espirazione. Questo respiro effettua trasmutazione, aumento e sincronizzazione delle parti con l'intero, e un cambiamento interno nel tono e nella consistenza del campo metabolico, chiamato fisiologia anabolica e catabolica. Se perfetto, il sistema raggiunge l'omeostasi o l'intercambio ritmico bilanciato, dove la Salute è inevitabile e un senso di benessere è straordinario.

L'intera forma funzionale respira anche con la Respirazione Toracica, in modo che le due respirazioni, Toracica e Primaria, si mescolino, muovendo tutta la fisiologia. Il fulcro di origine si sposta costantemente mentre l'organismo si muove, mangia, digerisce, eccetera. La funzione è quindi vista come un'interezza sospesa che si sposta automaticamente. Sutherland descrive tutto questo, così come molti altri. Questa immagine del movimento normale vivente sostituisce l'anatomia grossolana adinamica come un'immagine statica. Ogni volta che fai un passo, leggi un libro o ti innamori, i fulcri si spostano e i movimenti funzionali cambiano posto. Questa immagine è il fondamento della medicina osteopatica e il motivo per cui è efficace in un contesto di pratica generale. Gira la testa a sinistra e ogni cellula del tuo corpo si muove.

DIAGRAMMA DI UN CAMPO FUNZIONALE CON FACILITÀ DI MOVIMENTO

Lo Stato Neutro è Facilità di Movimento

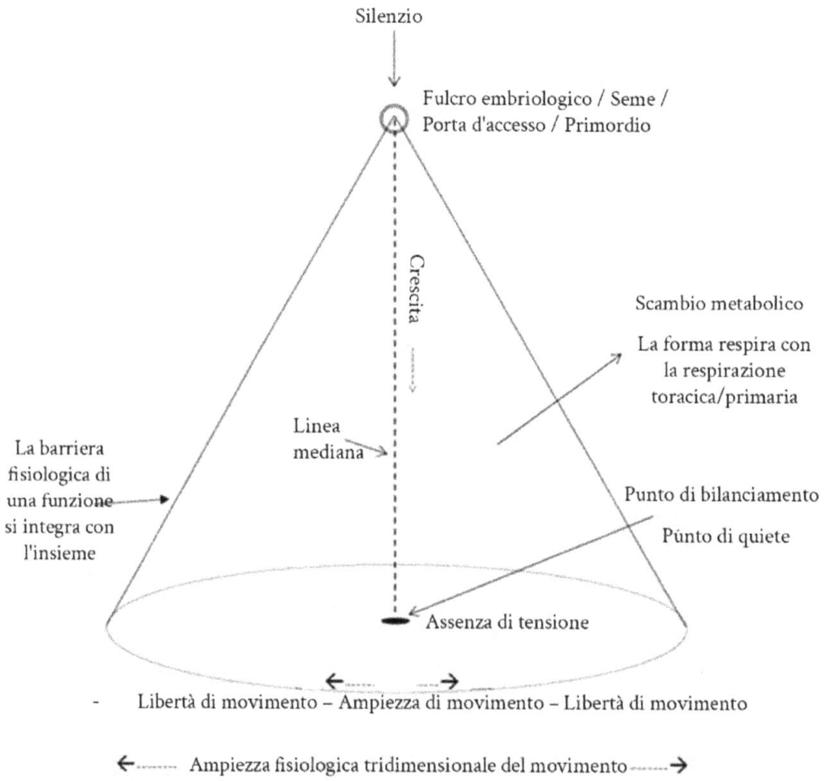

LA LESIONE OSTEOPATICA

Qui risiede un grande mistero di forza interiore.

Immagina un'Intelligenza che è in tutto, che protegge l'Intero spostando lo stress in una forma che lo isola e poi iniziando a trasmutarlo nel suo stato originale. Tale è la guarigione... la scienza della guarigione. Immagina inoltre, se vuoi, un sacco di fluido vivente modellato come la persona e contenente tutte le forme di energia conosciute e sconosciute. È abbracciato dall'anima e trasparente alla Bellezza dell'Eternità. Questa persona molto speciale attraversa un mondo dagli embrioni agli angeli. Se tutto ciò che dico sembra un po' troppo, beh, è la verità incarnata, non filosofia. Se studi scienza, arriverai qui, ma meglio ancora, tratta migliaia di persone come osteopata di cure primarie e vedi tu stesso che questa descrizione non è esagerata.

Quando lo stress supera la riserva funzionale del paziente, lo stress imprime il fluido elastico vivente con una forma geometrica... la forma di un campo di lesione. Questa forma è nel Corpo Fluido ma sproporzionata rispetto all'Intero, quindi si muove diversamente con la respirazione toracica, con le forze formative e con il movimento del corpo nel tempo. Queste lesioni mancano di un flusso adeguato in molti canali. La chimica risultante è ipossica, statica e acidotica... questo può far sembrare il fluido come tessuto e il tessuto indurito. Le forze formative si riuniscono per "correggere la lesione" ma solo se c'è la riserva per energizzare il processo, e se il campo di lesione può perdere un po' di rigidità e diventare neutro.

L'osteopata assiste questo processo. Ci sono molti approcci. Li discuteremo, perché nel corso degli anni ho notato che i praticanti hanno ereditato tecniche dai loro insegnanti. Ad esempio, la varietà dei BMT non riflette alcun motivo assoluto. Questo ovviamente significa che si deve essere creativi all'interno del modello che viene dato. Non ci dovrebbe mai essere un dibattito su chi ha ragione, perché ognuno deve lavorare con il proprio temperamento, e le modifiche spesso portano il meglio di sé.

Ora esamineremo alcuni schemi progettati per farti vedere l'osteopatia come una scienza unica che coinvolge la salute nel campo di lesione. Questa realtà è rara in qualsiasi sforzo umano, cioè vedere la salute come onnipresente e relazionarsi con essa. Una lesione osteopatica non è tra le ossa. È un'area di disfunzione che contiene tutti i compartimenti fisiologici. Non è un evento ortopedico. Non è una dislocazione. Non è una sublussazione. Questi sono errori comuni e devono essere riconosciuti in qualsiasi diagnosi discrezionale. La disfunzione somatica è un gioco di parole che non riesce ad essere scientificamente accurato nella pratica clinica e allontana l'osservatore dai dettagli. Quindi... prima di rischiare una definizione, guardiamo la lesione come è vissuta nel corso dei secoli.

Il normale è un'espressione di una Mente superiore. L'Embriologia riconosce questo Mistero. Ogni funzione, sia essa tessuto, chimica o elettronica, emerge come una forma di sincizio ... un seme o primordio. In letteralmente un lampo, la matrice perfetta è impressa e l'intero futuro è delineato nel suo schema di sviluppo. Questo non richiede tempo. La funzione ha una forma che di solito contiene tessuto, fisiologia e caratteristiche elettromagnetiche. La forma della funzione *è* la funzione ... cambia la forma, cambia la funzione. Conoscere le forme è chiamato anatomia funzionale. Le forme respirano costantemente ... sono vive e come tali devono essere rinnovate regolarmente.

La forma, come ho detto, è la chiave del suo successo come parte del sincizio. Iniziamo con la forma fisiologica e la sua emergenza nell'Embrione, rendendoci conto che la genetica può alterare la forma solo fino a un certo punto. Un naso sarà un naso, un rene un rene, anche se alterato entro certi parametri. I limiti di questa discussione finiranno qui. Il trattamento delle deformità genetiche è un altro argomento.

Diagramma del campo lesionale

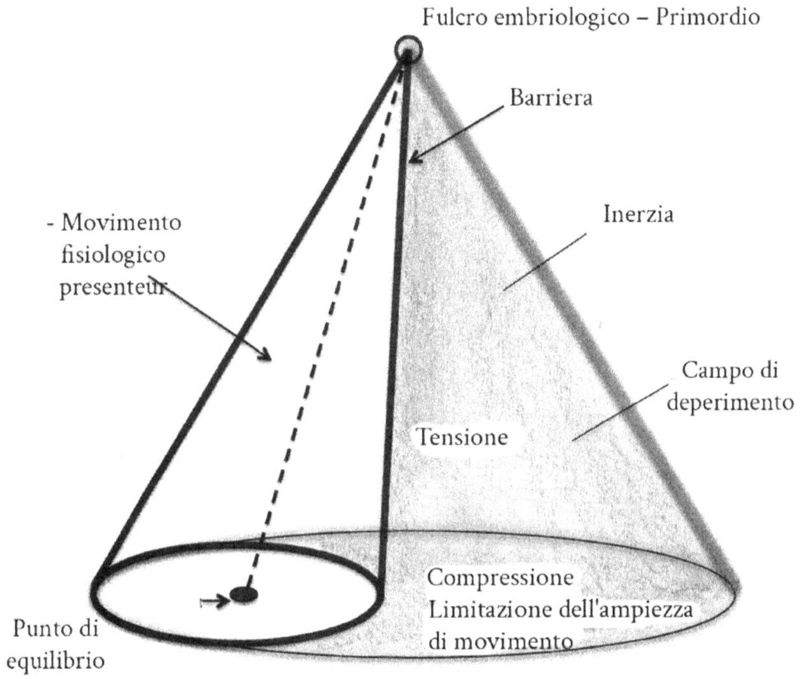

Fase inspiratoria della respirazione primaria

Disimpegno interno
Sincronizzazione
Amplificazione
Trasmutazione
Trasparenza

LO SCHEMA DEL CAMPO DELLA LESIONE

Si dice che una lesione osteopatica sia una forma di movimento ristretto all'interno del normale range di movimento di una funzione. La relazione personale con una lesione varia da osteopata a osteopata.

Una lesione è denominata per il suo movimento trattenuto, non per la sua inerzia. Questo è comunemente frainteso. La disfunzione è denominata dalla sua salute; questo è molto osteopatico. Bisognerebbe chiedersi perché vedere una lesione come un'espressione sana sia un pensiero utile in osteopatia.

Se confrontiamo lo schema normale con il disegno del campo di lesione, possiamo vedere il movimento normale sul lato sinistro del campo di lesione. Il movimento del normale nel diagramma è piuttosto ampio rispetto al movimento trattenuto nel campo di lesione. Notare che l'intero processo di lesione è all'interno del range di movimento del normale e non rompe la barriera ... se lo facesse, avresti un evento ortopedico: sublussazione, dislocazione, frattura composta, eccetera.

Cerca di stabilirti nella realtà di una lesione osteopatica come una funzione intelligente con movimento sano trattenuto.

Se guardiamo al lato destro del campo di lesione, vediamo inerzia, compressione, perdita di movimento, restrizione, asimmetria ... la maggior parte degli osteopati si relaziona a questo lato della lesione e tenta di superare le restrizioni.

Nella tecnica funzionale, iniziamo con il movimento nel campo di lesione che si trova attraverso il test del movimento e andiamo nella Direzione della Facilità.

Il movimento presente nel campo di lesione è trattenuto dal movimento funzionale normale presente prima della lesione. Questo movimento è il nome della lesione usato nella comunicazione con gli altri ... Quindi una lesione "sfenoide alto a destra" significa che questo movimento è la Direzione della Facilità esposta durante il test del movimento. Questa è una verità profonda: la guarigione non è una guerra tra normale e anormale ma un continuum di normale fino a quando la lesione non viene trasmutata dalle forze di guarigione ... che sono la Salute e le forze genitoriali della funzione normale.

Nel Metodo Biodinamico non testiamo il movimento. Piuttosto, ascoltiamo l'inspirazione e l'espirazione dellaRespirazione Primaria nell'Intero e poi dividiamo la nostra attenzione per includere il campo di lesione e osservare che tipo di movimento si esprime durante la fase di inspirazione. Poi ci sincronizziamo con quel movimento. Inizia un processo di trattamento che ci porta alneutro nel campo di lesione locale, dove aspettiamo un processo terapeutico continuo guidato dalla Marea che estenderà il Neutro all'intero paziente.

APPLICAZIONE DEL METODOBIODINAMICO

Pratica:

Controlla l'intero paziente, il sistema nervoso autonomo e la tua tranquillitàmentale.

Definisci i confini del campo di lesione ascoltandoafferentemente.

Dividi la tua attenzione e nota la respirazione dellaRespirazione Primaria.

Osserva la forma del movimento presente nel campo di lesione durantel'inspirazione.

Sincronizzati con il movimento presente... questo èautomatico.

Ora inizia un processoterapeutico.

Quando si forma una lesione, non è prodotta casualmente, anche se può sembrare "accidentale." In realtà, una lesione è organizzata dalla Salute. La Salute lavora all'interno del range fisiologico di movimento per rendere possibile una sproporzione definita e distinta. Le lesioni obbediscono alle leggi naturali e, come tali, seguono linee di deformità "naturale" fino al punto di risoluzione o distruzione.

La lesione cattura l'Intero individuo nella rete della sua forma. Quindi, quando una lesione si modella, si lesiona come un'unità di funzione e non segmentalmente. La lesione è solo nell'Intero. Questo concetto deve essere compreso per apprezzare le forze della Salute.

IL NEUTRO DEL PAZIENTE

La parola "neutro" cominciò ad essere usata da Sutherland come una metafora relativa a un'automobile con cambio standard-a marce. Oggi, poche persone comprendono il valore del termine nell'osservazione clinica. La storia della parola risale alla descrizione delle leggi della meccanica di Fryette, dove neutro era uno stato normale di prontezza per l'impegno da parte di forze volontarie o involontarie nel movimento. Neutro suona come uno stato flaccido ma non lo è affatto. È uno stato di prontezza che attende di agire quando influenzato da una direzione esterna a sé stesso. Pensate a questo stato naturale spiritualmente... si attende in silenzio l'inizio dell'azione da una mente superiore. Non è un luogo di lassità ma uno di prontezza, gioia e aspettativa. Neutro non è impegnato ma pronto ad essere impegnato *da forze naturali. Potreste trovare sinonimi per Neutro che siano significativi, ma oggi vediamo se possiamo riconoscere questo stato in un paziente.*

Il neutro si manifesterà nell'intero paziente. Ci sarà una sensazione di un unico tono o consistenza che persiste ovunque. Per raggiungere questo stato, il paziente ha bisogno di tempo, mentre le tue mani in ascolto apprezzano la presenza della Salute o di una quiete pervasiva. Il paziente si avvicinerà lentamente e poi più rapidamente al Neutro mentre presti attenzione alla Salute interiore. Sentire la Salute non è il tuo compito, ma piuttosto riconoscerne la presenza (visibile o invisibile). Aspettare è un'abilità che non richiede sforzo, perché il paesaggio in cui aspetti è rinfrescante.

Alcuni pazienti non possono raggiungere il neutro, e quindi li aiutiamo...
Questo è un argomento della Fase Due.

IL NEUTRO DEL PAZIENTE (CONTINUAZIONE)

Il Neutro è uno stato di Neutralità. È molto vivo e dinamico. La conoscenza di questo deve derivare dall'esperienza di questo stato in te stesso e nei pazienti. Ha una storia nella nostra professione che risale a Still, che non usava la parola, ma una volta che sei familiare con la natura della Neutralità e del Neutro, la "vedrai" nelle parole di Still.

Sono venuto a conoscenza di questo insegnamento per la prima volta nei corsi sui Metodi Funzionali a Kirksville nel 1967. Successivamente ho letto di più nel testo di Bill Johnston. Inoltre, c'era un articolo del New England Functional Study Group intorno al 1953 del Dott. Bowles intitolato "Il Neutro Dinamico." Karen Gajda, D.O., ha trovato riferimenti del Dott. Fryette già nel 1916. Il Dott. Sutherland era ben consapevole di questo stato, che a volte chiamava Neutro e a volte Inattività. Se hai studiato il CV4 negli scritti di Sutherland, potresti aver capito che utilizzava il CV4 per permettere al Neutro di manifestarsi nell'intero paziente. Questa Interezza è il Primo Principio dell'Osteopatia ed è la porta d'accesso alla Respirazione Primaria, in un processo estremamente curativo.

Lo stato Neutro nell'intero paziente è il paesaggio attraverso il quale la Marea può operare utilizzando la sua Suprema Saggezza per guidare la guarigione nello stesso modo in cui ci crea e ci sviluppa come embrioni.

Come si sente il neutro? Per il paziente si sente serenamente vuoto e riposante. Un Neutro produttivo cambierà la coscienza così come la fisiologia ... MA ... non se l'osservatore del paziente sta osservando il trattamento. Dico questo perché nella Fase Uno molti D.O. vogliono seguire ciò che sta accadendo loro mentre vengono trattati sui tavoli. Questo alla fine è una buona cosa andata male.

Il neutro sembra omogeneizzato.

Quando il latte è omogeneizzato, diventa una sostanza unica, non stratificata.

In uno stato neutro, il paziente non ha grossa anatomia. Si sente come una "singola goccia." Il suo intero essere è come un gel. Lo stato simile al gel non è acqua, è protoplasma. Il gel può diventare più rarefatto, e se lo fa diventa più trasparente al Movimento della Vita come lo descrisse Still e come lo testimoniò Sutherland.

Una volta entrato in questo stato, può durare diversi minuti ... il clinico aspetta che esprima la sua stabilità e quiete. È diverso da un Punto di Quiete. Questo livello di discernimento verrà man mano che farai più trattamenti.

Il compito importante per noi ora è imparare ad aspettare e lasciare che il neutro maturi. Quando il neutro è completo, ci sarà un nuovo ritmo che è più lento del ritmo pre-neutro. Lavoreremo con questo in ogni Fase, quindi non affrettarti a capirlo.

Tutte queste attività fanno parte delle forze terapeutiche intrinseche che caratterizzano l'Osteopatia come una professione unica e grande. Quando professiamo di riconoscere e comunicare con queste leggi di guarigione ... non lo intendiamo come un'ideologia ... è una verità vivente che realmente guarirà e riorganizzerà l'intero paziente. Studieremo come aspettare pacificamente mentre osserviamo la Marea muovere il paziente verso la neutralità, dopo esserci semplicemente sincronizzati con la Salute.

La neutralità è uno stato di ricettività attiva alla potenza curativa della Respirazione Primaria. È un'interezza pacifica espressa dalla fisiologia quando tutte le parti giungono a uno stato di riposo relativo o assoluto e ritornano a una relazione con la Salute che ha creato l'interezza.

È un luogo con caratteristiche specifiche che l'osteopata esperto può interpretare in un contesto di pratica generale.

IL NEUTRO DEL PAZIENTE

Pratica

Questo esercizio pratico riguarda la Sincronizzazione, l'Attesa, l'Osservazione delle tue Abitudini Mentali e il "lavoro" svolto dal paziente mentre si "muove" verso il Neutro.

Siediti ai piedi ... Sincronizzati con qualcosa di bello ... Ascolta l'inspirazione e l'espirazione della Respirazione Primaria ... Aspetta ... Osserva il movimento del paziente verso il Neutro; non aiutare. Osserva qualsiasi tendenza tu abbia a interagire con le cose che accadono. Ci sono pause ... Punti di quiete ... e infine, un Neutro.

Il Neutro è uno stato di interezza, omogeneizzazione dei fluidi e respirazione a un ritmo costante ...

IL NEUTRO ALCHEMICO

I. Il Neutro del Paziente

La guarigione richiede un nuovo schema per trasporre lo schema della malattia. L'Osteopatia nel Campo Craniale riconosce la potenza del Respiro della Vita come una risorsa dinamica nella trasmutazione degli schemi di disfunzione. Per seguire l'intenzione di questo Respiro della Vita mentre si prioritizza e si interfaccia all'interno del paziente, bisogna essere in grado di riconoscere il punto in cui l'intero individuo è ricettivo. Questa è un'impressione sensoriale di un punto di equilibrio, uno stato di ricettività nel paziente. Lo chiamiamo il neutro del paziente.

II. Neutro

Il punto in cui è possibile una risposta diretta alle forze di marea; un punto di equilibrio nelle tensioni reciproche dell'intero che è libero di spostarsi con la Respirazione Primaria.

III. Il Neutro del Paziente

Un punto di equilibrio unico per il momento e l'individuo attraverso il quale le forze di marea possono agire per rigenerare la funzione. Questo punto di equilibrio è collettivo, una funzione dell'Intero, un tono integrato di corpo, anima e spirito. Attraverso questo "neutro," la priorità e l'intenzione del Respiro della Vita sono in grado di permeare e "lavorare" con il minor numero possibile di tensioni irrisolte (nel paziente). Raramente, a causa della disassociazione dell'unità anima-corpo-spirito, l'intero trattamento può essere la reintegrazione di un Neutro. Il tono Neutro può essere percepito come un'omogeneità di tutte le forze, come una singola trama che emerge in tutto l'Intero paziente. A questo punto, il paziente è più reattivo al Respiro della Vita.

IV. La Natura Alchemica del Neutro

Il punto di equilibrio descritto sopra ha un senso di densità e di essere. Questa texture collettiva può variare da piombo a liquido a luce e anche da visita a visita. È sempre il punto in cui l'individuo è libero di rispondere e di essere spostato dalle forze di marea. È un punto di ricettività e nutrimento e può essere apprezzato consapevolmente dal paziente. Qui, al tono, la trasformazione è possibile. Le variazioni di risonanza sono infinite, quindi non conosciamo mai "automaticamente" questo punto. La densità del neutro non condiziona la guarigione. È il punto di massima ricettività. Ricorda, il Respiro della Vita non proporziona la sua ricchezza, ma attraverso questo punto focale fornisce il 100 percento della vita a ciascuna persona. I toni sono diversi ma non nella scala di riconoscimento. Il tono è determinato dalle proporzioni del corpo-anima-spirito mescolate in una singola tensione reciproca, il tono per quel momento. Le tensioni reciproche si incontrano in un'armonica collettiva, un accordo di note che si fonde in un unico tono.

V. Il valore di conoscere la "Nota" del Neutro Alchemico

Il tono è usato come punto di riferimento per comprendere l'intenzione della Marea, che è molto chiara quando questo stato unificato di equilibrio è evidente.

Il tono è anche usato per determinare la quantità di forza o "tono" utilizzato dal clinico quando viene applicata una tecnica. Ad esempio, l'applicazione del CV4 è molto più facile e il punto finale viene raggiunto prima se il tono neutro viene applicato al sistema; cioè, adattiamo qualsiasi forza sul sistema alla "nota."

Il rispetto per il neutro del paziente approfondirà la nostra consapevolezza dell'integrazione della vita straordinariamente precisa e saggia che è creata da leggi "non formulate da mani umane" (W. G. Sutherland). Qui vediamo la profonda relazione organizzata che ogni persona ha con le Grandi Mani della Vita e come ciascuno di noi abbia una coscienza speciale e volitiva dell'Intero genuino ed essenziale e della "nota" di risonanza. Le nostre mani, guidate dal Neutro dei nostri pazienti, ci permetteranno di visitare questa relazione illuminante tra ogni individuo unico in un momento di creazione. È per la guarigione che il Neutro è lì, affinché il Respiro della Vita possa "muoverci" come un'unità, non come un dispositivo meccanico. Vedi, le nostre idee muoiono di fronte a questa realtà. La nostra idea di chi sia il paziente e di cosa abbia bisogno muore nella Precisione Inaspettata all'interfaccia della vita e dell'evoluzione.

Un altro valore dell'apprezzare pazientemente la zona neutra è un numero significativamente inferiore di reazioni al trattamento. Questo è il risultato di rimanere armonicamente in contatto con il tono innato del paziente. I punti finali sono più chiari. Il sovratrattamento è evitato perché il Neutro e il Respiro della Vita sono rispettati. Si apprezzerà facilmente questo beneficio dopo diverse applicazioni di questo principio. Il tono primario e il sito del trattamento non possono essere stabiliti attraverso le informazioni dalle lesioni. Tendiamo a idealizzare il processo di trattamento e a trattare utilizzando la forma di applicazione più potente che conosciamo (cioè, potenza, fluido, eccetera). Si vedrà che l'idealizzazione della potenza e della profondità sono idee che abbiamo sovrapposto al sistema del paziente.

Il neutro definirà tutti gli elementi nell'equazione che somma l'Intero e lo integra perfettamente con l'intenzione della Marea.

Per favore, ricordate di non confondere la spinta del fluido con la Marea stessa; questo può portare a confusione!

Durante il processo terapeutico, si tiene a mente il "tono Neutro" e si rimane su quella nota in tutte le relazioni con le forze presenti o introdotte. Il Respiro della Vita si relaziona con l'intera persona attraverso questo "tono" o neutro alchemico, un punto in cui si può cambiare in risposta alla Volontà della Vita.

VI. Il Riconoscimento del Neutro

Il prerequisito per riconoscere il Neutro del paziente è non reagire a nessun movimento o attività fluida fino a quando il Neutro non emerge. Si rimane fermi, osservanti e si attende, sapendo che tutta l'attività si fermerà, il tono neutro sarà evidente, e poi emergerà un ritmo di circa 2½ cicli al minuto. Il Neutro emerge come uno stato omogeneizzato in cui fluido, potenza e tessuto non sono discernibili come densità separate; è evidente solo l'unità dell'intero nel suo punto di equilibrio per questo momento. È un punto in cui il disimpegno e la guarigione avvengono in risposta diretta alla Marea. Comprendere l'intenzione mareale in questo punto richiede abilità percettive che sono trattate in una discussione diversa; tuttavia, queste informazioni possono essere facilmente applicate a qualsiasi trattamento osteopatico.

VII. Eccezioni

Lo stato neutro emergerà nel 90 percento dei pazienti. Tuttavia, se il Neutro non appare dopo una lunga osservazione e normalizzazione dell'equilibrio simpatico/parasimpatico, allora si deve considerare la disassociazione all'interno della relazione Anima-Corpo-Spirito. Questo di solito risulta da infortuni che coinvolgono perdita di coscienza o terrore psicologico. In questi casi, un EV4 gentile, morbido e paziente sul fluido per aprire la fluttuazione longitudinale e ristabilire la risposta della linea mediana al fluido può iniziare il processo di guarigione, che in questi casi è ristabilire la funzione coesiva del Neutro. L'intero è stato disturbato a un livello molto profondo e ha bisogno di ricostruire la sua unità e integrità percettiva.

VIII. Il Neutro del Medico

Trovare il proprio stato di neutro richiede una profonda comprensione e rispetto per la propria sofferenza, l'accettazione dell'irrisolto e un abbandono all'Amore del Respiro della Vita. La pazienza in un ambiente tranquillo e naturale potenzierà questa scoperta. La mia pratica personale è di dedicare del tempo ogni giorno, a un'ora specifica, e aspettare che il mio neutro appaia. A volte appare un altro paio di mani.

IX. Il Punto di Quiete

Al punto di quiete, il paziente percepirà consapevolmente la Stillness in movimento solo se il neutro è stato realizzato.

NEUTRO DINAMICO, UN PONTE

In qualità di uno dei fondatori originari della New England Academy of Applied Osteopathy, Charles H. Bowles, D.O., ne ricoprì la carica di direttore didattico dal 1952 al 1956. Questa è una citazione tratta da un breve articolo da lui scritto per illustrare una fase dello sviluppo professionale di Harold Hoover, D.O. Il dottor Bowles lo scrisse appositamente per l'Annuario 1969 dell'Accademia di Osteopatia Applicata e lo dedicò a H. V. Hoover, D.O.

> Harold Valentine Hoover (anni '40) parlava molto di "neutro dinamico."
> ... un posizionamento manipolativo guidato da indizi neurali dinamici alle dita palpanti potrebbe stabilire uno stato normale auto-mantenente di neutro dinamico. In altre parole, qui c'era un nuovo modo non traumatico e accuratamente controllato di alleviare lo stress e la tensione strutturale della "lesione osteopatica." Il neutro dinamico è uno stato in cui i tessuti si trovano quando il movimento della struttura che servono è libero, non limitato e all'interno dei limiti fisiologici normali.
> Il termine dinamico significa che la struttura è in movimento, si trova in una condizione di dinamica vivente; il termine neutro significa che l'azione e la reazione dei tessuti di servizio rimangono entro limiti normali, o neutri, durante quel movimento....
> ... il movimento restritto trovato tra due unità scheletriche mal allineate non deve necessariamente trovarsi interamente in un'articolazione bloccata o semi bloccata. Ci sono meccanismi neurali al lavoro nelle posizioni di un'unità scheletrica all'interno del modello di movimento complessivo dei suoi vicini ...

MOVIMENTO INTRAOSSEO

Questo bellissimo movimento si verifica come espressione di trasmutazione.

Questa scoperta del Dott. Sutherland cambiò tutta la sua visione del lavoro craniale. La sua comprensione della Respirazione del Cranio si spostò da un modello rigido a un paesaggio di "Ogni Goccia conosce la Marea." Ogni goccia di vita in ogni cellula sta respirando, e lui lo sentiva. Questo sincizio si muoveva come una singola cellula. Aveva attraversato la barriera percettiva tra i cerchi medi e superiori. L'Interezza era reale. Le ossa sono metabolicamente dinamiche. Stanno respirando e cambiando forma. Hanno movimento intraosseo. Il periostio estrude la forma e produce le cellule. Le forze embrionali formative portate dalla Respirazione Primaria scandiscono il ritmo di crescita e sviluppo così come il rinnovamento e/o la guarigione. La riparazione e il rimodellamento sono portati avanti dal Corpo Fluido ma solo se lo stato neutro o privo di tensione è intrinsecamente raggiunto dal campo di lesione. Tutto questo è ciò che l'Osteopatia porta al mondo, l'impegno delle forze terapeutiche intrinseche ascoltando con una mente silenziosa. La bellezza che vedrai in clinica si espanderà per sempre in una maggiore abilità. I risultati clinici seguiranno in un'onda di Mistero inaspettato. La tecnica è semplice, la disciplina stabile. Durante l'inspirazione e l'espirazione della Respirazione Primaria le ossa si trasmutano, cambiano forma così come densità.

Immagina di aver preso una bottiglia di latte dal frigorifero, di esserti seduto con essa a un tavolo e di averla tenuta con entrambe le mani, aspettando semplicemente mentre ti svegliavi al compito... in questa pausa la bottiglia diventava molto calda e iniziava a contrarsi ed espandersi... invece di uno shock mentale, provavi effettivamente gioia, finché il tuo intelletto non interveniva e ti diceva che eri pazzo. Era solo la tua immaginazione. È così che la tua scoperta andrà avanti... con momenti di innocenza infantile. Questo rende la nostra professione una scienza naturale come la descrisse Still. La verità deve trovarci perché siamo spezzati nella nostra percezione. Sutherland e molti altri ci hanno condotto qui al paesaggio bello e rinfrescante.

Le suture erano un argomento di grande indagine. La prima teoria che è durata a lungo (e potrebbe essere ancora in circolazione) era che la dura madre muovesse la base cranica in flessione/estensione senza cambiamento di forma nelle ossa e che la base muovesse le restanti ossa craniche, incluso il sacro, attraverso un attacco durale centrale. Le suture erano ingranaggi interdigitanti che trasferivano il movimento da un'area all'altra. Questo modello è diventato confuso quando si è realizzato che le suture non avevano ingranaggi nei bambini e che le singole ossa, così come tutto il tessuto, hanno un movimento individuale come risposta intima alla Marea in uno spostamento tridimensionale della forma.

Alla fine, il modello si è spostato verso un quadro più completo poiché il fluido e il fluido nel fluido sono stati descritti in dettaglio. Questo materiale entrerà nelle nostre mani ogni giorno molte volte. La tua testimonianza ti porterà immagini in toni e trame ancora più precisi. Per ora, non credere a ciò che leggi; ascolta solo durante le pratiche ciò che senti. Condividere questo come gruppo creerà un quadro molto ampio del movimento. È così che cresciamo, ascoltando con le nostre mani e non guardando al "libro" come ultima parola. Gli osteopati adeguatamente qualificati non hanno bisogno di discutere su ciò che è vero... è davvero necessario lasciare ciò che sappiamo oggi come "c'era una volta" e ricominciare con una mente fresca. Avere un'immagine che gli uomini hanno costruito, di fronte al soprannaturale, necessita di spazio integrato per le contraddizioni umane. Conosci solo ciò che ora vedi come ciò che serve al paziente... perché? Perché la Marea crea l'immagine in un modo che ti permette di partecipare a un mondo che eclissa la tua consapevolezza per servire l'Intero. Le forze creative sono intime in ogni momento della vita del paziente dalla concezione e creano un processo di guarigione specifico... suona bene, perché non stiamo tutti bene? ... Richiede il neutro nell'Intero per materializzarsi... quindi cerchiamo di aiutare.

SUTURE APERTE ... OSSA RESPIRANO

Pratica

Queste sono prese che trovo utili ... alla fine la Marea modellerà le tue mani.

La Presa Originale della Volta

La Presa di Becker

I mm di Mercurio nel Corpo Fluido L'Intero Cranio

Tre Ossa Individuali

Primo Terzo / Secondo Terzo / Ultimo Terzo

Riequilibrare Ascoltando l'Intero (non specifico)

LE DINAMICHE DELLA CRESCITA E I MOVIMENTI INVOLONTARI DELL'ADULTO

"Ho sbagliato e ho cercato di fare la cosa sbagliata. Ho scoperto che non era in armonia con i modi della Natura. La scorsa settimana e per tutta la mia vita, ho somministrato farmaci tossici nocivi per ottenere un effetto, quando la forza innata in noi, se non ostruita nei flussi sanguigni e nei percorsi nervosi all'interno del corpo, avrebbe fatto ciò che era necessario, proprio come ha fatto per portare l'infante alla piena maturità."

A. T. Still, D.O.

Il Dott. Still nota una verità profondamente importante: le forze di crescita e sviluppo sono ancora presenti nell'adulto come forze di guarigione. Questa è la premessa del Metodo Biodinamico, emerso attraverso uno studio dell'embriologia e delle dinamiche del Corpo Fluido di Sutherland nel 1982. La scienza moderna ha verificato queste realtà nel suo risveglio a processi come la neuroplasticità. Già nel 1998, è stato affermato nel *Journal of Cognitive Neuroscience* che le forze embriologiche sono presenti nel cervello adulto come forze di guarigione.

Come risultato di migliaia di ore di osservazione, siamo stati in grado di apprezzare questi fatti nei nostri pazienti e di coinvolgere queste forze nel trattamento. In definitiva, l'Osteopatia riguarda l'ascolto del movimento involontario nei pazienti e l'arrivare al trattamento attraverso una comprensione della natura delle forze terapeutiche intrinseche, senza aggiungere forza o intenzioni proprie.

Inizieremo con tensione membranosa bilanciata e lavoreremo verso realtà più profonde. MA... la nostra comprensione dell'anatomia passerà in una nuova luce.

I PRINCIPI BIODINAMICI E BIOMECCANICI: UN CONFRONTO

1. Il metodo biomeccanico, o azione diretta, riflette le idee e i principi iniziali di Sutherland. Le idee e i principi biodinamici riflettono la guida successiva di Sutherland dal Respiro della Vita.

2. Il modello biomeccanico riconosceva cinque fenomeni. Il modello biodinamico sottolinea un fenomeno con una pluralità di effetti, nessuno dei quali fa parte dei cinque fenomeni espressi in Magoun o negli scritti iniziati di Sutherland.

3. Gli assi teorici di movimento per le ossa sono un tema centrale nel modello biomeccanico. Il modello biodinamico sottolinea un movimento quadridimensionale in "ogni goccia" del nostro essere.

4. Il Meccanismo come parola è applicato vagamente agli effetti nel modello biomeccanico, mentre per l'Osteopatia tradizionale, la parola Meccanismo era equiparata a un ordine soprannaturale originato dal Respiro della Vita. La Biodinamica ha continuato questa orientazione.

5. Nel metodo biomeccanico, le "forze innate" non sono specificamente definite; è un linguaggio generale o filosofico. Nel modello biodinamico, ogni sforzo è fatto per comunicare e definire specificamente le forze innate attraverso la consapevolezza sensoriale diretta delle loro nature.

6. Il modello biomeccanico insegna l'impulso ritmico cranico come espressione primaria della Respirazione Primaria. Il modello biodinamico vede i ritmi come effetti e il Respiro della Vita come espressione primaria.

7. L'unico ritmo identificato nel modello biomeccanico è di 8–14 cicli al minuto. Nella biodinamica, il ritmo base negli adulti impegnati è di 2–3 cicli al minuto, e nessun ritmo nei bambini sani.

8. Il disimpegno è applicato dall'operatore nel modello biomeccanico. Nel modello biodinamico, il disimpegno avviene con la potenza della Marea, non con una forza proveniente dalle mani dell'operatore.

9. La biomeccanica vede la percezione come automatica, basata sulla palpazione, mentre il modello biodinamico vive la percezione come un processo attivo, passivo e poi neutro, guidato infine dalla "Divinità che ci centra."

10. Il modello biomeccanico insegna che le lesioni sono tra le ossa, mentre il modello biodinamico vede le lesioni come un'interezza.

11. La biomeccanica non riconosce, come fa la biodinamica, una linea mediana biologicamente attiva.

12. Nella biodinamica, l'abilità personale dello studente è utilizzata come punto di partenza per l'insegnamento, mentre nel modello biomeccanico le sessioni pratiche non sono individualizzate ma costruite attorno a risultati specifici che devono essere perseguiti.

13. Nel modello biomeccanico, la posizione ossea individuale è l'indicatore chiave per il normale. Nel modello biodinamico, l'indicatore per il normale è il grado di neutro nell'intero.

14. Nel modello biomeccanico, il tessuto connettivo è il mezzo per affrontare la relazione delle parti, mentre nella biodinamica la continuità della relazione è nella relazione delle parti con l'Intero, l'Intero essendo una sostanza Neutra.

15. Nella biomeccanica, l'attenzione è rivolta a trovare le lesioni e ridurle; nella biodinamica, l'obiettivo è creato dalla Marea e dalla sua intenzione. L'operatore scopre nuove diagnosi.

16. L'idea di neutro non è nel modello biomeccanico.

17. Nella biodinamica, non si eseguono test di movimento come nella biomeccanica.

18. "Il movimento osseo è nell'intero osso, dentro e fuori." Questo principio biodinamico non è perseguito nella biomeccanica.

19. Nella biomeccanica, l'esagerazione di una lesione significa andare direttamente nella direzione della barriera. Nella biodinamica, l'esagerazione segue la Direzione della Facilità, come descritto da Sutherland.

20. Nella biomeccanica, le lesioni del viso e della volta sono affrontate attraverso la base. La biodinamica segue lo spostamento automatico delle forze terapeutiche all'interno dell'osso.

21. Nella biomeccanica, è possibile avere una lesione senza movimento... non così nella biodinamica.

22. La biodinamica sottolinea il pensare oltre il conosciuto, per Pensare Osteopatia. La biomeccanica è un processo di razionalizzazione dove la teoria detta la propria razionalità.

23. La biomeccanica sottolinea i falcetti durali come motori principali della base cranica. La biodinamica no. Il

movimento è un effetto dell'Intero sotto le forze transmutative della Potenza della Marea (Respiro della Vita).

24. La biomeccanica afferma che ci sono tre falci. La biodinamica vede la dura come un sacco con quattordici duplicazioni che sono di interesse per l'osteopata attento.

25. Il modello biomeccanico non è cambiato dal 1943. Il modello biodinamico è in crescita... questa è la natura della relazione dell'uomo con la natura.

26. La biodinamica osserva la Marea dirigersi da sola, mentre la biomeccanica insegna a dirigere la Marea.

27. L'amore è una vera espressione della vita. L'amore divino ha un ruolo essenziale nel processo della pratica biodinamica. La biomeccanica non menziona l'amore.

28. Nel modello biomeccanico, i sintomi dei bambini sono legati a intrappolamenti ossei che avvengono tramite specifici nervi cranici... la biodinamica vede i sintomi come una lesione nelle forze metaboliche del Corpo Fluido come un intero.

LE PIEDI DI FONDO

La Fase Uno nella Biodinamica dell'Osteopatia è un trampolino di lancio attraverso un fiume nel paesaggio della Respirazione Primaria.

È importante non isolare questi nuovi principi dai trampolini di lancio che ti hanno portato a questo particolare luogo nella tua vita professionale... ci sono altri trampolini di lancio avanti, tutti portano all'integrazione delle tue mani e del tuo pensiero nella comunicazione con le Leggi Interiori della Guarigione come riconosciuto dal Dott. Still nella fondazione di una nuova professione.

Il vero atto di diventare un osteopata richiede tempo perché la mente non è allineata con il compito percettivo richiesto. Abbiamo idee come "trattare l'intero paziente." Bene, chiunque può apprezzare l'idea e crederci, ma la realtà sfugge ai sensi a meno che non siano addestrati ... in altre parole, devi sperimentare l'"interezza del paziente" molto oltre qualsiasi idea che tu possa fortunatamente possedere. L'abilità di vedere direttamente una verità è uno dei ricorrenti promemoria di Still ai suoi ascoltatori.

L'odissea percettiva del Dott. Sutherland è rivelatrice ... è stato addestrato da Still e i suoi scritti riflettono sessant'anni di continuo cambiamento percettivo. Ho catalogato le sue transizioni in "L'Odissea Percettiva di Sutherland."

Sutherland ha lavorato duramente, ha testato la Natura; lei ha risposto, e lui ha ascoltato e cambiato il suo pensiero e i suoi principi di trattamento ... ha creato i gradini per noi da seguire ... Immagina di scoprire un nuovo potere terapeutico chiamato Respirazione Primaria. Non posso impressionarti, non importa quanto ci provi, su cosa questo compito deve aver richiesto al suo corpo, anima e spirito. La professione non lo ha mai apertamente sostenuto, ma molti medici generici lo hanno fatto. Portando il suo lavoro a casa e applicandolo, hanno iniziato a raggiungere cure altrimenti impossibili. La maggior parte dei suoi studenti non c'è più, ma mentre erano in vita, hanno creato un legato guidando osteopati interessati. Puoi scegliere di seguire quel legato o meno, ma qui ne incontrerai molto, ed è ciò a cui aderiamo.

Mentre attraversiamo, farò del mio meglio per raccontare storie di queste donne e uomini che hanno plasmato l'educazione che ora è qui con noi. L'osteopatia è un'Arte. Dall'Arte nasce la Scienza. La scienza deriva dall'osservazione ripetuta delle terapie e delle leggi della natura.

L'OSTEOPATIA È UNA TRADIZIONE ORALE

La tradizione nell'artigianato è un processo di apprendimento pratico. Richiede un apprendistato. L'apprendistato non è in aula. È nel luogo di lavoro dell'artigiano. Lo studente deve voler trascorrere del tempo imparando i principi dell'arte; poi, col tempo, inizia a imparare il mestiere nel proprio laboratorio, tornando dall'insegnante quando ha bisogno di ulteriori input... Questo è spesso un rapporto che dura tutta la vita.

Il Dott. Sutherland ebbe apprendisti dal 1935 fino alla sua morte. Per oltre vent'anni ha formato e studiato con più di cinquanta professionisti.

Il mentoring è vitale per la continuità dell'osteopatia.

I PRINCIPI DELLA MENTE, DELLA MATERIA E DEL MOVIMENTO

1. Il corpo è un composto vivente di principi bioelettrici, biomolecolari e biomeccanici, tutti intercambiabili e reciprocamente trasmutabili. In uno stato normale sono inseparabili, poiché sono una sostanza vivente.
2. Il movimento involontario si verifica ovunque nell'intero.
3. I movimenti involontari si spostano automaticamente attorno a fulcri sospesi che sono punti di potere, organizzazione ed equilibrio reciproco per la parte come espressione dell'intero.
4. Il modello di movimento è stabilito all'interno dei fulcri da forze generative biodinamiche. Questa forza è chiamata da noi il Respiro della Vita, e progetta e muove tutte le forme di vita al livello più fondamentale.
5. Tutto il movimento è orientato spazialmente a una linea mediana.
6. Le dinamiche spaziali della vita sono eterne per la forma data.
7. La posizione e il movimento sono alterati dallo stress.
8. Il Normale non è posizionale. È funzionale.
9. Il movimento non può essere distrutto, solo condensato.
10. Il movimento asincrono precede la malattia.

11. Per ristabilire il movimento, bisogna trovare il movimento che è già in equilibrio con il Respiro della Vita.

12. Tutti i movimenti, i fulcri e le dinamiche spaziali dovrebbero, in circostanze ideali, essere sincronizzati e reciprocamente bilanciati nelle loro tensioni.

13. Le lesioni sono universali all'interno dell'individuo, non eventi locali e isolati.

14. Il protoplasma ha un ritmo interno di cicli di 100 secondi, come dimostrato al microscopio. Il movimento si muove in una direzione per 50 secondi, poi si inverte. Questo è il ritmo base per il mondo naturale quando esaminato. Rollin Becker ha osservato questo nei pazienti e ci ha indirizzato verso questa realizzazione, che è stata apprezzata in un momento successivo, intorno al 1988.

15. $E = MC^2$.

QUAL È LA TUA RELAZIONE CON LA LESIONE?

Se sei condizionato dall'educazione osteopatica moderna, potresti avere una visione allopatica di una lesione osteopatica e non saperlo davvero.

Una lesione non è un nemico da conquistare con mezzi forzati. La lesione stessa è un processo vivente intelligente, non un campo di tessuto disorganizzato separato dall'intero.

Crediamo che l'anatomia esista nel modo in cui leggiamo nei libri o vediamo su un cadavere; questa visione adinamica della struttura è arcaica e falsa. Una persona vivente non ha un'anatomia come un complesso di tessuti separato.

Qual era la visione del Dott. Still sull'anatomia? ... Sentiamo spesso parlare di lesioni strutturali, anatomiche, ma non nel modo in cui Still e i suoi successivi studenti percepivano il tessuto vivente. Tutti i suoi studenti pensavano che l'osteopatia ci avrebbe indirizzato verso una consapevolezza più scientifica e completa di ciò che è sotto le nostre mani.

FILOSOFIA DELL'OSTEOPATIA

Lettura consigliata: *Filosofia dell'Osteopatia* di Andrew Taylor Still, in particolare le pagine da 16 a 19. Ecco una breve citazione, dove il Dott. Still sottolinea l'importanza dell'anatomia:

> Vuoi qualche autore standard sull'anatomia descrittiva in cui impari la forma e i luoghi di tutte le ossa, il posto e gli usi dei legamenti, i muscoli e tutto ciò che appartiene alle parti molli. ... tutte le parti attraverso cui il sangue e altri fluidi vengono condotti. ... un'altra stanza o ramo dell'anatomia chiamato fisiologia, ... come il sangue e altri fluidi della vita vengono prodotti, e i canali attraverso cui questo fluido viene condotto al cuore e ai polmoni per la purezza e altri processi di qualificazione, prima di entrare nel cuore per la circolazione generale per nutrire e sostenere l'intero corpo umano. Voglio impressionarti che questo è tanto parte dell'anatomia quanto un'ala è parte di un pollo. ... nella stanza dell'istologia stai ancora studiando anatomia e ... alla stanza della chimica elementare ... le leggi dell'associazione delle sostanze che puoi meglio comprendere ciò che ti è stato detto nella stanza della fisiologia, che è solo un ramo dell'anatomia ... alla stanza delle cliniche, ... con il corpo umano sia normale che anormale, che è solo una continuazione dello studio dell'anatomia.

L'ODISSEA PERCEZIONALE DI SUTHERLAND

Durante la sua incredibile vita, William Sutherland dedicò le sue energie alle attività della Respirazione Primaria. Il suo modello iniziò con una dinamo nel sistema nervoso centrale che creava movimento, muovendo la dura madre, che poi faceva fluttuare meccanicamente il liquido cerebrospinale e muoveva le ossa della base cranica all'articolazione basisfenoide-basioccipite. Da questo movimento primario alla base, il movimento involontario veniva trasferito tramite "meccanismi di ingranaggio" al viso e alla volta cranica. E tramite la dura madre nel midollo spinale, chiamato "collegamento centrale," il movimento veniva trasferito al sacro.

Sutherland cambiò il suo modello in quello dell'intero sistema mosso dal Respiro della Vita ... questo cambiamento da Meccanica a Trasmutazione come principio permanente richiese dal 1898 al 1948. Per cinquant'anni lavorò per comunicare e cooperare con le leggi interiori della Salute, come aveva fatto il suo insegnante, il Dott. Still. Mentre Sutherland lavorava, divenne uno studente del Respiro della Vita e abbandonò la mentalità newtoniana popolare del suo tempo. I suoi ultimi anni lo videro "non sapere" come funzionasse la Volontà della Respirazione Primaria; disse ad Anne Wales nel 1954, quando gli fu chiesto cosa muovesse i fluidi, "Non lo so," una dichiarazione di umiltà da parte di un maestro osteopata, che divenne una luce per tutti coloro che seguirono le sue esplorazioni

... possa riposare eternamente in pace.

Lettura consigliata: *Contributi del Pensiero* del Dott. Sutherland. Possiamo tracciare i suoi cambiamenti percettivi.

La Cronologia del Suo Progresso

Nascita: 1873. Nel 1898, aveva venticinque anni ed era studente a Kirksville con il Dott. Still. Un giorno, mentre osservava un cranio disarticolato montato, notò che l'articolazione dell'osso temporale-parietale squamoso sembrava le branchie di un pesce; se lo notassi, saresti d'accordo. Will ebbe il pensiero che "il cranio potesse respirare," che le suture potessero essere per un meccanismo di respirazione. Più tardi, ho appreso che il cranio che osservava era montato sott'acqua; questo solleva alcune domande su cosa stesse facendo il Dott. Still!

1939, età cinquantasei. Introduce il concetto craniale e afferma che le ossa craniche possono lesionarsi e che potrebbero essere ridotte (ripositionate). Le tecniche erano molto forzate, a volte usando fasce intorno alla testa. Avendo studiato tensione legamentosa bilanciata con il Dott. Still, stava cercando l'agente che potesse muovere le ossa. Concepì l'idea che la dura madre fosse un legamento che potesse muovere le ossa craniche. Le lesioni erano viste come "esagerazioni" delle posizioni normali. Tirava sulla dura madre come un sistema di leve che usava per correggere le lesioni ossee. Il modello era concettuale, una linea di pensiero usata da Still per correggere le lesioni vertebrali ma senza forza. L'articolazione tra il basisfenoide e il basioccipite era vista come un'articolazione vertebrale perché è una sincondrosi. C'è cartilagine tra le ossa, un po' come un disco, solo senza nucleo. Non ascoltava le forze del tessuto come guida per la sua attività ... notava la "malposizione e usava la forza per ripristinare la posizione a normale." Questo doveva cambiare molto quando iniziò ad ascoltare il Meccanismo.

1936, sessantatré anni ... ora trentotto anni nella sua esplorazione. Inizia a insegnare a un piccolo gruppo (cinque dei miei mentori erano in questo gruppo). Osserva il movimento intraosseo; vede "l'etmoide che respira." Descrive il movimento del sistema nervoso centrale come avvolgimento e svolgimento. Le ossa sono ancora mosse dalla dura. La membrana a tensione reciproca è concettualizzata. La volta e il viso sono descritti come movimenti secondari. Il temporale è descritto come rotante ma anche ondulante. Il collegamento centrale tra occipite e sacro è introdotto come causa del movimento sacrale involontario. La tecnica forzata continua. La RTM è vista come causa di fluttuazione fluida. Vengono introdotte tecniche posturali in piedi. Non c'è ancora menzione di potenza, spinta fluida o azione indiretta.

1942, sessantanove anni ... quarantuno anni di osservazione. Menziona "Lesioni Fluide." Nota che se il fluido si blocca, allora le ossa si bloccano. Sta ancora usando la forza (bande) per resistere alle fluttuazioni fluide per ottenere l'Inattività. Non vengono menzionati tassi in tutti questi anni. L'ondulazione è menzionata di nuovo. Parla della Scintilla della Vita come forza animatrice della Respirazione Primaria. Inizia a utilizzare la cooperazione del paziente e l'augmentazione del respiro durante il trattamento.

1943, settant'anni ... quarantadue anni di ricerca. Menziona per la prima volta il Respiro della Vita, come la Forza Suprema che crea la Scintilla che risulta nella Respirazione Primaria e nei suoi effetti. Inizia a osservare attività senza usare forza, ascoltando.

1944, settantuno anni ... quarantatré anni di ricerca. Il linguaggio RTM inizia a formarsi. L'Uccello è descritto. Si esplora il movimento dei ventricoli. Il Neutro inizia a entrare mentre la sua tecnica diventa indiretta.

1948, settantacinque anni ... grandi cambiamenti. Il CV4 è affrontato senza bende, e applica molta meno forza. L'Inattività e il Neutro sono menzionati. La Potenza è isolata come una sensazione specifica. La Trasmutazione è apprezzata. La diagnosi e il trattamento avvengono tramite la Marea. La morbidezza, la gentilezza, fermano il test del movimento. Dirige la potenza attraverso i fluidi. Comprende l'Intelligenza della Respirazione Primaria come Divina e vede il Respiro della Vita rilasciare una lesione. Dichiara, "Questo non è un sogno ozioso." La riverenza diventa parte del trattamento. Gli Stillpoints iniziano a essere menzionati. Sente la Marea in un paziente morente. "Allontanati il più possibile dal tuo tocco fisico." Scopre che ciò che è accaduto nel 1898 è stata un'Ispirazione Divina.

1950, settantasette anni ... quarantanove anni di osservazione delle leggi naturali. Un millesimo di pollice è vitale. Descrive l'accensione, la potenza e il volo dell'Uccello intorno al terzo ventricolo e il talamo come centro di potere.

1951, settantotto anni ... cinquant'anni. La luce liquida viene descritta. Lo spazio tra le forme attira la sua attenzione (vedi Schooley nel OCA Journal del 1953). Sente il Respiro della Vita passare attraverso il fluido. Le pause diventano importanti, vitali per un trattamento di successo. "Ogni goccia conosce la Marea." Vede il fluido come un fluido di batteria. Lotta con gli studenti che vogliono fare meccanica. Il potere della Marea è infinito.

1954, Will muore all'età di ottantuno anni. Ha dedicato la sua vita a ciò che non conosceva, possa Dio benedirlo ancora di più.

ASSIOMI

*Il movimento interosseo non è meccanico (cioè, non assiale), ma un movimento multidimensionale.

*Il movimento osseo è una risposta diretta alla Marea e alla sua influenza su ogni goccia e ogni cella.

*Il movimento della Membrana di Tensione Reciproca limita il movimento in un intervallo fisiologico che soddisfa i bisogni del tessuto.

*Le ossa si muovono lungo le linee di forma create dalla Marea... l'Intero sta respirando nel Respiro della Vita ed è modellato dalla sua intenzione.

*Le ossa trasmutano e cambiano densità durante la Respirazione Primaria. Non ci sono biomeccaniche che creano movimento. Ad esempio, l'osso occipitale respira più drammaticamente sul suo asse trasversale attraverso gli angoli laterali, non sulla sua base mediana.

*Il movimento intraosseo è il precursore di un movimento interosseo di successo.

*Il protoplasma è come una piscina da cui emergono tutte le funzioni, compresa l'Anima.

*Le ossa si formano all'interno della membrana, la membrana essendo protoplasma. Tutti questi compartimenti sono a livelli diversi di densità cellulare.

*Percepire il movimento intraosseo è più rivelatore se le mani sono posizionate rispetto alle forze della Marea piuttosto che a qualsiasi lesione o distorsione.

*Il movimento cranico non è un evento sequenziale; tutto il movimento avviene simultaneamente come risposta alla Respirazione Primaria.

*Durante la trasmutazione, viene prodotto calore che può essere osservato crescere dal momento dell'inizio fino alla fine della fase di inalazione della Respirazione Primaria.

*Il movimento paradossale è comune, il che significa che il cambiamento di forma è un'espirazione durante la fase di inalazione della Respirazione Primaria.

*La linea mediana contiene molte posizioni o luoghi; la posizione determinerà la forma e la funzione del metabolismo. Se cambiamo la posizione di qualcosa, allora cambiamo la sua struttura e la sua funzione. Un essere umano che può funzionare in qualsiasi luogo si trovi è considerato mentalmente stabile. La salute mentale è la capacità di cambiare posizione senza compensazione.

*Il rimodellamento di un osso si realizza ascoltando la Marea e non dirigendo le proprie forze sulla distorsione.

*I seni e il sangue venoso sono mossi dai movimenti generati dalla Marea, non da leve meccaniche nel sistema osseo.

*Il disegno dell'embrione è eterno.

*Durante l'inspirazione e l'espirazione della Respirazione Primaria, il fulcro cambia la sua posizione.

LA FISIOLOGIA DI UNA LESIONE E LE FORZE TISSUTALI

La parola "lesione" probabilmente ti fa pensare a uno stato patologico, e forse sei stato addestrato a percepire una lesione come una forma di disfunzione somatica che ha come caratteristiche asimmetria, restrizioni e toni e trame anormali. Forse puoi persino percepire una lesione come inerzia o compressione.

La parola lesione deriva dal latino "ferire" ... un'area ferita, sia essa somatica o biochimica ... Quando pensiamo alle lesioni nel modo sopra descritto, non hanno alcuna relazione con la Salute ...

Ma

Una Lesione Osteopatica è diversa ... una Lesione Osteopatica è una forma di movimento, non di inerzia ... una Lesione Osteopatica è nominata dal suo movimento ... quanto è strano chiamare una malattia dal suo aspetto sano! Questo contraddistingue l'aspetto funzionale del "campo di lesione." Questo è uno degli elementi che rende l'Osteopatia così diversa dal modello allopatico ...

Man mano che maturi, questa unicità sarà centrale nel tuo rapporto con i tuoi pazienti e con te stesso.

La parte lesa è vista attraverso la sua Salute.

La lesione è una forma di movimento limitato, ma quel movimento è normale in sé, cioè, sano.

Il movimento è la caratteristica centrale della lesione, e quel movimento è la porta della lesione per interfacciarsi con agenzie terapeutiche intrinseche in ognuno di noi. Il fatto che possiamo aiutarci a guarire grazie a questo movimento non è sufficientemente sottolineato nel nostro pensiero.

La lesione è nominata dalla sua Salute e può essere guarita dalle Forze

Terapeutiche Intrinseche.

Nessun'altra professione di cui sono a conoscenza vede questa verità... che tipo di pensiero ha scoperto qualcosa di così significativo?

Vediamo cosa riporta Sutherland dal suo insegnante, il Dott. Still...

Nella tecnica cerchiamo di seguire i metodi del Dott. Still. Cioè arrivare al punto di rilascio (neutro) senza scatti, permettendo poi agli agenti naturali di riportare le ossa alle relazioni e posizioni normali.

Quali sono gli agenti naturali? I legamenti, non i muscoli, sono gli agenti naturali per questo scopo di correggere le relazioni e le posizioni alle articolazioni.

L'applicazione della tecnica del Dott. Still è la gentile esagerazione della lesione che permette agli agenti naturali di portare le ossa al loro posto.

Il Dott. Still ha preso la mia mano nella sua e mi ha permesso di sentire la lesione mentre veniva esagerata e poi mentre gli agenti naturali riportavano le ossa al loro posto.

C'è una ragione per applicare quella tecnica nel meccanismo cranico.

“La differenza tra tecnica spinale e tecnica craniale è la differenza tra un meccanico d'auto e un orologiaio.

“Non forziamo nulla in posizione nella riduzione di una lesione.

“Abbiamo qualcosa di più potente della nostra stessa forza che lavora sempre nel paziente verso la direzione del normale.”

W. G. Sutherland, *Contributi del Pensiero,* commentario 1944, Des Moines, Iowa

Ancora, nel libro *Un Manuale di Tecnica Craniale* (The Cranial Academy, 1995) preparato da Rebecca e Howard Lippincott e approvato da W. G. Sutherland, troviamo ulteriori informazioni sull'uso dell'“esagerazione” della lesione (pagina 1):

“Domanda: Quando usiamo l'azione diretta e quando esageriamo la lesione?

Risposta (di WGS): 'L'Azione Diretta è controindicata ogni volta che è possibile esagerare la lesione (il suo movimento).'"

La tecnica dell'esagerazione sembra, a un primo ascolto, una tecnica che aumenta la tensione, che si muove nella barriera, nell'inerzia—ma è esattamente il contrario! La nostra difficoltà con le parole deriva dal nostro pensiero allopatico (contro la lesione).

Una lesione è una forma di movimento, e quando il movimento consentito è esagerato, avviene un rilascio (Neutro), poi le Forze Terapeutiche Intrinseche effettuano una correzione ...

La capacità intrinseca di guarire è fondamentale nel pensiero osteopatico ... Sutherland e i Lippincott seguirono un particolare filo di attività che proveniva direttamente da Still ... Ci furono molti altri che seguirono questa linea ... ma non tutti ... alcuni usarono la forza diretta sul cranio e non prestarono attenzione agli avvertimenti di Sutherland (vedi il testo rimanente in *Un Manuale di Tecnica Craniale*) ... di più in seguito.

L'intero di entrambi i commenti sopra presuppone che la tua educazione ti abbia preparato a interfacciarti con queste parole e a capirle ... questo è raro oggi.

Una lesione è un "campo di attività" ... Un campo di lesione ha una varietà di attributi ... un campo che si appassisce, asimmetria, restrizione, barriera, cambiamenti di tensione e tono, cambiamenti testurali; copre un'area non solo tra le ossa ma attraversando piani anatomici di funzione. Ha influenze somatiche, eurali e viscerali e attività compensatorie da minori a maggiori ... Tra tutto questo c'è un movimento sano ... potrebbe non essere la prima cosa che noti, ma se testi il movimento dei segmenti troverai un movimento che ha una direzione facile ... Nel tentativo di seguire il Dott. Still, esageriamo la "facilità" nel campo di lesione ... questo è chiamato tecnica indiretta perché non riportiamo direttamente la lesione alla normalità ma seguiamo il movimento che rilascia il campo di lesione; raggiunge un luogo di tensione decrescente fino a quando è a Riposo ... cioè, Neutro ... poi il vero trattamento è eseguito dalle Forze Terapeutiche Intrinseche (legamenti, fluidi e potenza) ... L'agenzia che viene a incontrare il punto di riposo raggiunto dalla Direzione della Facilità dipende dal tipo di neutro stabilito dall'osteopata ... neutro del tessuto, neutro del fluido, neutro segmentale, neutro regionale, neutro sistemico, o Neutro nell'Intero, che è il luogo dove la Biodinamica inizia e si interfaccia con l'agenzia della Respirazione Primaria.

Più lavori da questa prospettiva, più comprenderai gli scritti di Sutherland... (non così con Magoun, che preferiva l'azione diretta e ha rieditato la prima edizione di *Osteopatia nel Campo Craniale* dopo la morte di Sutherland).

Raccomando i seguenti testi:
Filosofia dell'Osteopatia, A. T. Still (capitolo 1)
Contributi del Pensiero, William Sutherland
Insegnamenti nella Scienza dell'Osteopatia, William Sutherland
La Prima Edizione di Osteopatia nel Campo Craniale, Harold Magoun, approvata da William Sutherland
Un Manuale di Tecnica Craniale, Howard e Rebecca Lippincott, approvato da William Sutherland

LE LESIONI SONO ORGANIZZATE DALLA SALUTE

Continuiamo, solo un po', per rafforzare l'atteggiamento mentale che è fondamentale per il pensiero osteopatico.

"La tua abilità è proporzionata alla tua comprensione del normale." (A. T. Still).

Still non parla della tua comprensione della *malattia.*

Comprendere i modelli normali significa comprendere il modello di una funzione quando è a riposo. Ad esempio, un muscolo a riposo sembra un sacco di liquido... perché, a riposo, è un "sacco di liquido"... questa sensazione di riposo e facilità è un determinante per il tuo punto finale, non la postura delle relazioni ossee... quindi, Still dice che l'anatomia non è solo attività biomeccanica grossolana ma piuttosto è anatomia grossolana, istologia, fisiologia, chimica e il flusso delle funzioni vitali... egli inoltre collega il normale all'Interezza (vedi capitolo 1, Filosofia dell'Osteopatia).

Il luogo del normale è un luogo di Riposo (Neutro, Inattività); nel luogo di riposo i prodotti di scarto vengono riciclati, la chimica alterata, il sistema nervoso autonomo riaccordato, la troficità ripristinata, la psiche disarmata, il midollo spinale defacilitato, e il sistema immunitario è in grado di prendere decisioni chiare (perdita di rumore sinaptico).

Questo punto di Riposo non è "visto" quando viene applicata forza alla lesione.

Non sto dicendo che l'alta velocità, bassa ampiezza (HVLA) sia una tecnica orientata alla forza, perché molti praticanti capiscono che il punto di riposo nell'articolazione deve essere raggiunto prima di effettuare qualsiasi correzione ... ma molti non lo fanno.

Quando comprendiamo l'importanza del normale e il suo significato, allora il movimento di qualsiasi trattamento sarà verso una maggiore comprensione del normale, perché abbiamo sviluppato un "senso" del normale ... questo separa i clinici esperti da quelli meno esperti ... ma è anche un'informazione che gli allopati trascurano completamente nei loro atteggiamenti di trattamento ... siamo una professione unica.

Le lesioni, quindi, sono distorsioni dei modelli normali di funzione. Qualcosa forza la funzione oltre la sua capacità normale, sia in aumento che in diminuzione del tono (range di movimento) ... Questo è vero nel diabete e nella disfunzione somatica ... Se i limiti fisiologici vengono superati, il livello di zucchero nel sangue aumenta o la tensione del tessuto aumenta—tutto lo stesso processo.

Se l'influenza dannosa è troppo estrema, il sistema può rompersi o morire ... e potrebbero essere necessari mezzi di supporto artificiali ... insulina o apparecchio ortopedico ... questa è Osteopatia.

Creiamo un ambiente di guarigione creando un luogo di riposo, neutralità ... un luogo al centro della gamma di movimento ... il punto di equilibrio ... Nel diabete abbassiamo il livello di zucchero nel sangue con comprensione, dieta, esercizio e trattamento che porta riposo all'Intero. Nelle disfunzioni somatiche facciamo lo stesso.

La competenza implica pensare, sentire e sapere durante il processo di trattamento ... non l'uso cieco della forza.

Le lesioni sono create da forze che riprogrammano la funzione normale. Le forze che generano la lesione la "guidano" in una certa direzione.

Quando troviamo la Direzione della Facilità nella lesione, spesso è nella direzione dell'insulto.

La Direzione della Facilità è, stranamente, non verso il posizionamento normale fino a quando il Neutro non è stabilito tramite "esagerazione" della lesione.

Le lesioni del Corpo Fluido spesso andranno in una direzione simile, poi dopo il Neutro le forze correttive (Toraciche o Respirazione Primaria) le portano verso il Normale tramite Trasmutazione ... il tessuto poi segue il fluido, nel corso di un certo numero di giorni mentre ristabilisce il suo naturale range di attività.

LETTURE CONSIGLIATE

W. G. Sutherland, *Contributi del Pensiero*, The Cranial Academy, 1967.

W. G. Sutherland, *Insegnamenti nella Scienza dell'Osteopatia*, Rudra Press, 1990.

H. Magoun, *Osteopatia nel Campo Craniale, Prima Edizione*, The Cranial Academy, 1997.

E. Blechschmidt, *Gli Inizi della Vita Umana*, Springer, 1977.

E. Blechschmidt e R. Gasser, *Biocinetica e Biodinamica della Differenziazione Umana*, North Atlantic Books, 2012.

E. Blechschmidt, *La base ontogenetica dell'anatomia umana*, North Atlantic Books, 2004.

R. DeHaan e U. Heinrich, *Organogenesi*, Holt, Rinehart and Winston, 1965.

J. Opitz, "Il concetto di campo di sviluppo nella genetica clinica," *The Journal of Pediatrics* 101, n. 5 (nov. 1982): 805-809.

A. Pischinger, *La matrice extracellulare e la regolazione del terreno*, North Atlantic Books, 2007.

Seifriz, W., *Protoplasma di una muffa melmosa* (Cerca su YouTube), *Protoplasma*, e *Un simposio sulla struttura del protoplasma*

RIEQUILIBRIO

Il riequilibrio è uno strumento che tutti dovrebbero comprendere e saper utilizzare.

Il riequilibrio è un principio insegnato dal Dott. Sutherland, dal Dott. Becker, dal Dott. Day e dal Dott. Wales. I Dott. Day e Wales me lo hanno insegnato, e ho utilizzato il riequilibrio in una varietà di forme dal 1976.

Durante la mia formazione a Kirksville, ci è stato detto di essere in grado di gestire gli effetti collaterali di qualsiasi terapia utilizzassimo. Abbiamo trascorso tanto tempo a esplorare come e perché si verificano gli effetti collaterali quanto a comprendere la natura del trattamento impiegato. Il risultato di questo studio equilibrato è stata una maggiore comprensione delle leggi della natura e di come i clinici o i rimedi, creando effetti collaterali, possano violare queste leggi e danneggiare il paziente.

La Biodinamica sottolinea questo principio! È stato respinto da molti educatori osteopatici a discapito estremo del paziente. Credo che dovrebbe essere insegnato in tutte le scuole e corsi.

Una maggiore comprensione dei meccanismi fisiologici normali verrà dall'osservazione di un sistema quando viene sbilanciato da un trattamento e dal ripristino dell'equilibrio utilizzando i principi che insegneremo.

Il Riequilibrio sarà affrontato in tutte le fasi.

Il riequilibrio è preciso e richiede che non ci si preoccupi dei sintomi indesiderati che il paziente sta esprimendo. Sii calmo e applica tranquillamente la misura correttiva, poi aspetta e vedi se il sistema può autocorreggersi una volta data l'opportunità di riequilibrarsi; la maggior parte delle volte l'Interezza sarà ristabilita. Sii calmo ... questo stato mentale è necessario per avere una consapevolezza sensoriale precisa.

Il Dott. Wales e il Dott. Sutherland hanno iniziato il riequilibrio dei pazienti perché i loro pazienti manifestavano alcuni o tutti i sintomi elencati di seguito a seguito di un trattamento craniale:

Nausea, vomito, vertigine, disequilibrio, dolore, scarica simpatica, svenimento (catatonia), fragilità emotiva, aggravamento dei sintomi.

Sutherland riconobbe che l'azione diretta non era il miglior metodo di trattamento ... chiaramente modificò la quantità di forza usata durante il trattamento fino a diventare solo un osservatore.

LA PREVENZIONE DEGLI EFFETTI COLLATERALI

La prevenzione degli effetti collaterali avviene dal momento in cui il paziente entra nella stanza del trattamento e c'è un livello di serenità (un'atmosfera) e tranquillità nell'aria.

Durante il Trattamento Si Dovrebbero Monitorare le Seguenti Attività:

L'intero paziente ... un senso di interezza non include la parte, anche se si sta lavorando su un problema locale. La qualità dell'Interezza dovrebbe aumentare durante la storia, l'esame e il trattamento. Se diminuisce, questo è un segnale d'allarme che qualcosa ha compromesso la salute complessiva del paziente. Questo è vitale per la riserva funzionale nel paziente. Un senso di interezza non include la struttura.

La tensione nella Zona A ... la tensione somatica complessiva dovrebbe diminuire man mano che il trattamento procede.

Il sistema nervoso autonomo ... la facilitazione negli autonomici dovrebbe diminuire costantemente man mano che il trattamento procede. Ci sono facilitazioni locali, o segmentali, e facilitazioni centrali. Bisogna sapere se i cambiamenti che si verificano sono locali o sistemici, cioè segmentali o del tronco encefalico. Qualsiasi aumento della facilitazione dovrebbe essere affrontato immediatamente tramite il riequilibrio.

La Zona B ... dovrebbe rivelare una costante trasmutazione verso il Neutro.

La tua coscienza ... segui il tuo senso interiore di partecipazione. La tua coscienza ti avvertirà se superi i tuoi doni individuali. Non fare qualcosa solo perché qualcuno ti ha dato una tecnica. Una tecnica è uno strumento pericoloso se si è interessati all'interezza del paziente. Seguiamo i principi del trattamento e monitoriamo il feedback come descritto sopra.

Oggi insegneremo il riequilibrio da una linea storica, ma credo che il riequilibrio attraverso il Corpo Fluido sarà il più utile in preparazione per la Fase Due.

Riequilibrio dell'attività neuromuscolare alla giunzione craniovertebrale

C'è un anello di muscoli che circonda la giunzione craniovertebrale. Questo anello di muscoli fa parte del meccanismo oculo-vestibolo-cefalico. L'anello funziona come un unico muscolo quando si adatta allo stress posturale o autonomo. Ruby Day mi ha detto che si occupano di questo durante il riequilibrio perché le funzioni coscienti e vegetative del SNC si incontrano qui—il punto è che il cervello e il midollo spinale hanno interfacce diverse con la vita e possono desincronizzarsi. Si prega di rivedere tutti i muscoli intrinseci della giunzione craniovertebrale a vostra convenienza.

RIEQUILIBRIO: ANELLO CRANIOVERTEBRALE

Il riequilibrio è un atto di umiltà. Quando la Dott.ssa Wales aveva 105 anni, stava ancora riequilibrando ogni paziente.

Cosa significa?

Significa che dopo il trattamento, puoi ascoltare il paziente con le tue mani e vedere se l'intero paziente è relativamente omogeneizzato ... in modo da non sentire una lesione. Il riequilibrio significa che alla fine del trattamento, il paziente dovrebbe essere neutro.

Hanno iniziato a fare questi trattamenti cranici, e sono entrati nei fluidi e nei tessuti e hanno sovratrattato. È molto facile sovratrattare. I pazienti possono alzarsi dal tavolo con vertigini, palpitazioni, tempeste autonomiche, eccetera.

Quindi molte persone dicevano che se non si avevano effetti collaterali, non si stava dando un trattamento. Ma il Dott. Sutherland non la pensava così, e tutti i miei insegnanti facevano riequilibrio.

Penso che il Dott. Becker stesse facendo riequilibrio tutto il tempo quando trattava. Osservava sempre da questo luogo davvero tranquillo. E se il paziente iniziava a sperimentare qualsiasi tipo di movimento disarmonico nel loro sistema, doveva bilanciare la sua relazione con il Meccanismo. Quindi, in definitiva, il riequilibrio verrà fatto mentre si tratta, e in molte persone il riequilibrio è il primo trattamento che diamo loro. Arrivano, sono un po' nervosi, tutti agitati, quindi facciamo riequilibrio ... si sentono bene ... potrebbero entrare in un totale neutro.

Quindi alla fine dei tuoi trattamenti, senti il paziente. Non dovrebbe succedere nulla. L'intero paziente dovrebbe muoversi come una singola goccia d'acqua. Dovrebbe essere a riposo; dovrebbe essere calmo.

A volte alla fine del trattamento, c'è una piccola vibrazione. Come ci diceva il Dr. Wales, "Lasciamo le nostre impronte lì senza saperlo."

Tutto il riequilibrio, per ora, ha a che fare con la giunzione craniovertebrale.

Cos'è la Giunzione Craniovertebrale?

–È suboccipitale, e ci sono muscoli lì.

–Le strutture nell'area includono il forame magno, i condili dell'occipite e l'atlante (il Dr. Wales diceva che sembravano pantofole da camera).

–È dove la base del cervello incontra il midollo spinale; perché riequilibrare qui?

Questa è la giunzione tra le funzioni vegetative e cognitive nel paziente, tra il cervello e il midollo spinale.

Trovi interruzioni tra il cervello e il midollo spinale nei colpi di frusta e nelle lesioni cerebrali che spesso passano inosservate. Una delle cose su cui vogliamo riflettere è affinare davvero la diagnostica delle lesioni cerebrali chiuse e del colpo di frusta. E comprendere davvero questi muscoli.

Quali sono i muscoli?

Disegna un cerchio... quello è un muscolo. Tutti questi muscoli alla giunzione cranio-vertebrale funzionano come un unico muscolo.

Perché dovremmo avere un unico muscolo? Non funzionano indipendentemente l'uno dall'altro... funzionano come un'unità. Quindi vedi se riesci a muovere il retto laterale, il processo spinoso, l'atlante, il processo giugulare, l'occipite. Vedi se riesci a muovere quel muscolo senza muovere nessun altro muscolo nel tuo corpo. Quindi, se provi a piegarti lateralmente a destra e muovi il tuo retto laterale, cosa succede se vai troppo oltre? Il tuo quadrato dei lombi inizia a muoversi. Perché, se pieghi lateralmente il tuo atlante, il tuo quadrato dei lombi dovrebbe iniziare a muoversi? E chi sta dicendo al tuo quadrato dei lombi?

Quando le persone subiscono colpi di frusta o ictus, questo intero sistema viene messo fuori uso.

Quindi abbiamo un muscolo qui; sembra un cerchio. Dov'è il punto centrale? È al centro; dov'è? Non ha una posizione anatomica. È una funzione.

Quando lo riequilibriamo, sentiremo questo cerchio di muscoli come un singolo muscolo, troveremo il suo punto di equilibrio e poi aspetteremo. Dimmi cosa succede.

Abbiamo il muscolo retto anteriore. Ce ne sono due, uno sul lato destro e uno sul lato sinistro. Quando subisci un colpo di frusta, a meno che non sia perfettamente simmetrico, uno di essi verrà lesionato e l'altro non sarà così tanto lesionato. Quindi chiedo al paziente di chiudere gli occhi e guardare il soffitto, guardare dritto davanti a sé e poi guardare in basso. Quando guardi in basso, sentirai il tuo retto anteriore mentre la tua testa entra in una leggera flessione. Questo è ciò che devi controllare nei tuoi pazienti quando controlli questo anello di muscoli per vedere se è lesionato. Perché se ti sfugge, molti pazienti avranno un residuo di disequilibrio. Non vertigine, non capogiro—disequilibrio. Quindi inizieranno a muoversi e l'anello di muscoli non funzionerà come un'unità. Quindi un muscolo va più veloce di un altro, e iniziano a reclutare diversamente.

Spesso le persone hanno vertigine da un colpo di frusta, e inizia a scomparire, ma rimangono con questo disequilibrio residuo.

Se ti chiedessi di chiudere gli occhi e guardare in basso verso il pavimento e alla tua destra, questo attiverebbe il tuo retto laterale. E farei fare questo al paziente.

Se chiedi al paziente sul lettino di chiudere gli occhi e guardare in basso mentre vai al retto anteriore, e senti questo movimento verso destra, significa che sono forti a destra e deboli a sinistra. Hanno una lesione del retto anteriore che è ancora presente.

Il muscolo può essere normale dopo un infortunio, diciamo sei mesi dopo, ma è desincronizzato, anche dopo che guarisce. Quindi se la tua diagnosi è corretta, allora un trattamento—riequilibrio con i muscoli—e il giorno dopo il loro disequilibrio sarà sparito se la diagnosi è corretta.

I muscoli si riprendono rapidamente perché si sono guariti. Tuttavia, la corteccia motoria sensoriale non è sincronizzata.

Stanno ancora reclutando, anche se il muscolo è a posto.

I muscoli in quest'area: retto anteriore, retto laterale, retto posteriore maggiore, retto posteriore minore, obliqui I muscoli obliqui funzionano come rotatori. Quindi, cosa succede quando provi a girare la testa? Gira leggermente la testa; qual è il prossimo muscolo a muoversi nel tuo intero corpo? In altre parole, come è impostato il tuo cervello? Inizi a ruotare gli occhi a destra e il prossimo movimento è che le tue ginocchia inizieranno a ruotare. Sentirai i condili del femore ruotare sui piatti tibiali.

Quando valuti questi muscoli, fai fare al paziente questi movimenti molto fini con gli occhi. Se muovono gli occhi a sinistra e non succede nulla, significa che l'intero sistema rotatorio a sinistra è in ritardo. Quindi è fuori sincronia e hai un disequilibrio, ma non hanno vertigine.

Per valutare, posiziona il paziente senza cuscino e con la testa in posizione neutra, e fagli chiudere gli occhi. Guarda giù, guarda su, guarda a destra, guarda a sinistra. Non andare troppo veloce. Osserva se iniziano a reclutare o se il muscolo funziona da solo.

Poi, se vuoi riequilibrarli, devi essere alla giunzione cranio-vertebrale. Quindi il tuo polpastrello è sull'occipite e l'unghia è sull'atlante, e la linea mediana del tuo dito è nello spazio intermedio. Siamo efferenti, ascolta ... spazio intermedio ... alla cucitura. Una volta che arrivo a destinazione e divento efferente, allora posso iniziare ad ascoltare.

Cosa Sto Ascoltando?

Sto ascoltando questo cerchio, tutti questi muscoli come se fossero uno. E sto andando verso la Quiete al centro.

Dove pensi che questi muscoli abbiano origine embrionalmente?

La crescita e lo sviluppo avvengono da quel punto centrale come punto di orientamento. Questo punto centrale non si trova in una posizione anatomica o neurologica. Tuttavia, è il punto centrale per il riflesso oculo-vestibolo-cefalico e il ripristino della funzione di questo muscolo circolare. Come un joystick, può ruotare. Puoi fare prima la valutazione. Localizza la giuntura tra l'atlante e l'occipite.

Chiunque abbia esperienza verrà e metterà le mani sui piedi del paziente e muoverà l'articolazione AO dai piedi in modo da poter dire se si trovano nello spazio giusto. Se metto troppa forza nei piedi, sentirai che sposto il tuo fulcro nella testa. Se non metto abbastanza pressione, sentirai il fulcro a C2 o C3. Ma se metto la giusta pressione in modo da entrare proprio in quell'anello, atterro proprio in quel fulcro e mi siedo. Sentirai un aumento della tua consapevolezza percettiva del movimento Intero del cerchio.

Quindi, la cosa più importante è metterci nel posto giusto. Questo si chiama riequilibrio. Questo è il primo tipo di riequilibrio che il Dr. Wales ha provato.

In realtà, usava la parte posteriore dell'unghia per muovere l'atlante e il polpastrello per muovere l'occipite, e disimpegnava la giunzione cranio-vertebrale lasciandola arrivare a un punto di equilibrio. L'abbiamo modificato un po', poiché le persone lo interpretavano erroneamente come un'azione diretta, cosa che non sembrava quando lo faceva lei.

IL CERCHIO DELLA GIUNZIONE CRANIOVERTEBRALE

Studia i muscoli intrinseci della base cranica: retto capitis anteriore e posteriore (maggiore e minore) e obliquo, retto laterale, intertrasversari, lungo del collo, lungo della testa. Percepiscili come un unico muscolo con una forma ad anello.

Trova la Direzione della Facilità in millimetri di movimento senza reclutare altri muscoli come lo splenio capitis, ecc.

Muoviti nella Direzione della Facilità fino a quando la sensazione di equilibrio nel muscolo anulare corrisponde all'aria nella stanza.

Aspetta... fino a quando la respirazione toracica si muove nello spazio anulare che è equilibrato... e inizia a muovere il tessuto. Una serie di punti di equilibrio che si approfondiscono precederà il punto finale di facilità prima che ci sia movimento involontario.

Osserva quanto segue:

–gli autonomici dovrebbero trovare un punto di de-facilitazione.

–l'Intero Paziente dovrebbe migliorare... diventando più neutro.

–la tua coscienza dovrebbe essere d'accordo con le tue azioni.

Il Disimpegno dell'Asse Lungo della Base Cranica

Il Dott. Sutherland ha dimostrato questo approccio al suo gruppo di studio privato. L'idea alla base è, ancora una volta, una de-facilitazione dell'interfaccia tronco encefalico/cervello. Il principio è il disimpegno dell'asse lungo fatto dolcemente senza alcun senso di barriera... si aspetta... la fluttuazione longitudinale sale dal bacino nel cranio... lo stress diminuisce. Questo è stato usato anche in casi gravi in cui si verificavano vomiti... è stato efficace. Quando il gruppo di studio ha capito che l'azione diretta non era l'approccio corretto, si sono orientati maggiormente verso la facilità e il fluido. Ruby ha detto che Will ha insegnato questo intorno al 1940 al suo gruppo, che è diventato il suo assistente didattico.

Riequilibrio Attraverso il Corpo Fluido dal Cranio

Questo è un approccio sviluppato insieme ai principi della Biodinamica. Utilizza la presa di Becker. Descriverò questo in dettaglio durante la pratica.

Terremo la ciotola cranica come se fosse una ciotola d'acqua. Si aspetta e si ascolta con le mani. L'acqua nella ciotola e attraverso di essa è ferma, calma e bilanciata, o c'è turbolenza? Se sì, quanto? Puoi determinare la causa ... Una volta stabilito che il riequilibrio è indicato, si procede ad ascoltare con le mani la quiete legata al fluido, piuttosto che osservare il/i movimento/i.

Senza aumentare alcun fenomeno, aspettando con la quiete, le acque si calmano, diventano ferme ... e poi iniziano a respirare ritmicamente, esprimendo una risposta all'inspirazione e all'espirazione della Respirazione Primaria.

Questo ritorno della risposta normale indica che il riequilibrio è avvenuto.

Forse ti chiederai perché questo funziona. Le risposte arriveranno se la domanda viene posta mentre l'evento sta accadendo.

RIEQUILIBRIO ALLA GIUNZIONE CRANIOVERTEBRALE

Il nostro lavoro alla giunzione craniovertebrale includerà la valutazione dei principali muscoli coinvolti nel mantenere la testa e la parte superiore del collo in una rete di funzione muscolare, funzione vestibolare, postura e orientamento orizzontale degli occhi, che collega elementi nel percorso neurologico noto come funzione oculo-vestibolo-cefalica.

Tutti i muscoli nella giunzione craniovertebrale emergono da un punto centrale e funzionano come un'unità. Questo rappresenta il pensiero osteopatico basato sulla ricerca embriologica. Il cerchio funziona come un unico muscolo. Tutti i movimenti della testa e degli occhi attorno al cerchio vengono anche trasmessi al meccanismo vestibolare, dove l'equilibrio viene adattato ai movimenti posturali nell'intero corpo.

La bellezza di tutto ciò si realizza ulteriormente quando si riflette sul punto centrale. Questo è il seme da cui sono germogliati tutti i muscoli (l'intero cerchio). Man mano che la crescita avviene, il cerchio diventa più grande e i muscoli si allontanano ulteriormente. I muscoli agiscono come un unico sincizio a meno che non siano danneggiati.

In caso di lesioni da iperestensione a questi muscoli (colpo di frusta), è possibile una desincronizzazione dell'interezza del cerchio. Di solito, ci sono lesioni a muscoli specifici che si indeboliscono nella loro capacità di muoversi all'interno dell'intero. Il risultato è una leggera sensazione di stordimento residuo, disequilibrio, mal di testa o addirittura vertigine. Il test muscolare di questi piccoli muscoli può essere effettuato utilizzando i movimenti oculari o micro-movimenti olontari difficili da parte del paziente. Una volta notata una debolezza muscolare, il ripristino della funzione può essere realizzato mediante l'eccitazione del muscolo antagonista. La risposta al trattamento è quasi immediata.

Per il riequilibrio, vai al punto centrale, trova la connessione con il Mare Intorno a Noi, e aspetta...

RIEQUILIBRIO DELL'INTERO CORPO FLUIDO

Il Corpo Fluido deve essere controllato alla fine di ogni trattamento che promuove l'impegno della Respirazione Primaria come forza terapeutica.

Controllare la necessità di riequilibrio era incoraggiato dal Dott. Sutherland come atto di sicurezza. Il Dott. Wales, anche dopo cinquant'anni di pratica, riequilibrava regolarmente i pazienti.

Brevemente:

1) Controlla il Corpo Fluido per movimenti non fisiologici di qualsiasi tipo. Normale sarebbe un Corpo Fluido che respira come un'unità singola con un solo fulcro attorno al quale l'intero si muove o si ferma.

2) Se hai bisogno di riequilibrare, apprezza la quiete centrale del fulcro (più grande del fulcro) e lascia che la tua attenzione si posi.

3) Aspetta senza concentrarti sulla risoluzione.

4) Quando il Corpo Fluido respira con la stessa frequenza e ampiezza per tre cicli, il trattamento è concluso.

TENSIONE MEMBRANOSA BILANCIATA

Come uno che è stato intorno all'Osteopatia nel campo craniale dal 1966, devo dire che ho sentito molte conferenze sulla tensione membranosa bilanciata (BMT).

La maggior parte di esse erano dissimili. C'erano notevoli variazioni dagli anziani, e le descrizioni nei *Contributi del Pensiero* erano piuttosto meravigliose ma facilmente fraintendibili, a meno che non si ricordasse che una lesione è *nominata e affrontata attraverso "ciò che può fare."* Questa è la sua Direzione della Facilità.

Tutti i metodi di cui hai sentito parlare e che forse usi sono validi e probabilmente sicuri... ma prendono la parte nell'intero? Bisogna riflettere a lungo su questa domanda perché l'intero sta creando la parte e la sua posizione.

La mia storia risale al 1966 e agli anni tra qui e lì. Durante i miei studi, ho incontrato diverse persone meravigliose che avevano studiato con Sutherland dai primi anni '30 fino alla sua morte. Queste persone facevano parte del suo gruppo di studio personale. Hanno studiato e insegnato con lui per tutta la sua carriera. Sono stato guidato per molti anni da Anne Wales, Ruby Day, e Rollin Becker, e per tre anni da George Laughlin, il nipote del Dott. Still. Tutte queste persone trattavano come se non stessero "aggiungendo forza" alla relazione con la lesione. Erano tranquilli per lunghi periodi durante il trattamento mentre *ascoltavano* il "Meccanismo," un termine usato per descrivere un'interezza che era sia dentro che fuori dal paziente.

Come mi hanno formato, alla fine ho insegnato molti corsi con la Sutherland Cranial Teaching Foundation (SCTF) e ho formato gruppi di studio che funzionano ancora oggi. A ogni corso SCTF a cui ho partecipato (25+), la spiegazione del BMT era leggermente ma significativamente differente. Alcuni praticanti disimpegnavano l'articolazione e poi andavano nella Direzione della Facilità e nella barriera con una quantità variabile di forza, e aspettavano un evento terapeutico. Più comunemente si osservava il "tissue creep", o un rilascio della tensione nella composizione della lesione. In un certo senso si potrebbe dire che questi erano metodi di azione diretta perché la Direzione della Facilità era minimizzata da due cose, tenuta e barriera. Tutto ciò era interessante e confuso, perché le interviste con Sutherland affermavano che preferiva il metodo indiretto. Quindi c'era un dilemma nell'aria.

Gli anni passarono ... Intorno al 1982 chiesi ad Anne Wales perché ci fosse tanta variazione ... La risposta fu una grande sorpresa!

Lei affermò chiaramente che Sutherland trovava difficile insegnare il BMT perché gli osteopati volevano muovere le ossa e il BMT riguardava la membrana o l'involucro attorno al tessuto ... Disse, e ripeto, non c'è alcun senso di tessuto osseo quando si fa il BMT ... Mi sentii intrappolato in una verità che non avevo mai esplorato, anche dopo quasi 30.000 trattamenti cranici ... Ero sicuro di ascoltare e interagire con l'osso ... Ero sbalordito. Procedette a insegnarmi ciò che Sutherland le aveva insegnato.

Per prima cosa, rivediamo l'anatomia in modo osteopatico, come la vedeva Still. L'anatomia osteopatica si basa sull'attività del movimento involontario in un paesaggio dinamico in continua evoluzione, molto diverso da un'immagine nei testi di anatomia macroscopica. Dobbiamo rendere la nostra anatomia viva e veramente scientifica, pur essendo aperti a ciò che onestamente non conosciamo...! Quello che non sappiamo è molto grande. Usare una conoscenza limitata come una sorta di assoluto è un errore. Non ci sono autorità in nessun ramo della scienza. Continua a osservare ciò che non hai mai visto prima e farai ciò che Still e Sutherland hanno passato lunghe ore a fare. Questo tipo di atteggiamento e sforzo è molto umiliante, gratificante ed eccitante.

IL VIAGGIO DAI BARRIERE AL MOVIMENTO PRESENTE

Il linguaggio può essere un problema in questa professione

I termini "tensione legamentosa bilanciata" (BLT) e "tensione membranosa bilanciata" (BMT) possono essere confusi se si studia con una varietà di insegnanti. Le variazioni che si sono insinuate nelle "tecniche originali" sono tutte valide, ma gli studenti sono spesso confusi su quale sia la tecnica corretta... tutti hanno ragione. Ciò che manca è una descrizione accurata delle modifiche che un singolo insegnante potrebbe preferire insegnare.

Questo commento riguarda la storia di ciò che ha preceduto la Biodinamica nel lavoro del Dott. Sutherland.

I principi dell'Osteopatia nel campo cranico sono progettati per cooperare con la Respirazione Primaria, con la Marea, ma questo non è tutto ciò che l'insegnamento di Sutherland conteneva. Egli insegnava anche il lavoro sulle estremità e sul torace che aveva acquisito dal Dott. Still che non coinvolgeva la Respirazione Primaria, chiamato tensione legamentosa bilanciata, o BLT. In Contributi del Pensiero, *Sutherland riporta direttamente l'insegnamento di Still:*

> Nella tecnica ci sforziamo di seguire i metodi del Dott. Still. Cioè, arrivare al punto di rilascio senza strattoni e poi permettere agli agenti naturali di riportare le ossa alle loro relazioni e posizioni normali. Quali sono gli agenti naturali? I legamenti, non i muscoli, sono gli agenti naturali per questo scopo di correggere le relazioni e le posizioni alle articolazioni. L'applicazione della tecnica del Dott. Still è la gentile esagerazione della lesione che permette agli agenti naturali di

riportare le ossa al loro posto.
Il Dott. Still ha preso la mia mano nella sua e mi ha permesso di sentire la lesione mentre veniva esagerata (la Direzione della Facilità), e poi gli agenti naturali hanno riportato le ossa al loro posto. C'è una ragione per applicare quella tecnica nel meccanismo cranico. La differenza tra tecnica spinale e tecnica cranica è come la differenza tra un meccanico automobilistico e un orologiaio.
"Non forziamo nulla in posizione nella riduzione di una lesione. Abbiamo la direzione del normale. (*Contributi del Pensiero*, 1944).

Cosa sta facendo il Dott. Still nella sua dimostrazione al Dott. Sutherland?

Sta portando la lesione nella Direzione della Facilità. Troviamo il campo di lesione dalla sua inerzia, ma usiamo il movimento per trattare ... Questo movimento è delicatamente aumentato (esagerato) lungo la direzione di minor resistenza, cioè la Direzione della Facilità. In un punto di equilibrio o Neutro, i legamenti iniziano a muovere le ossa.

Dai commentari di Sutherland scopriamo che raramente raccomanda di provare a ridurre le tensioni del tessuto direttamente manipolando la restrizione in un rilascio. Una grande discussione su questo è in *Un Manuale di Tecnica Craniale* dei Lippincott.

Considera come tratti. Usi la Direzione della Facilità o incontri resistenza sotto le tue mani mentre tratti? Se lo fai, allora ci sono nuovi orizzonti da esplorare se desideri "sentire e pensare" come Dott. Still e Sutherland.

Il movimento nella lesione è collegato alla Salute. Man mano che si matura, il filo che collega questi due movimenti diventa evidente.

Il filo dà direzione e potere nel processo di guarigione. Senza questa particolare abilità non è possibile coinvolgere la Respirazione Primaria come forza di guarigione, punto.

Il BLT nella sua concezione era una varietà di principi, che si trovano nell'Annuario *dell'Accademia di Osteopatia Applicata del 1949*... se desideri la vera storia di fondo, studia questo scritto. Ci sono molti insegnamenti modificati, che sono buoni, ma conoscere la storia crea una comprensione di molte cose che altrimenti potrebbero sfuggirti. Imparare la TMB non è sufficiente; bisogna sapere come pensare dalle forze dietro il risultato ... e percepire la loro attività nel processo di risoluzione.

I principi della tensione legamentosa bilanciata dipendono dal sistema nervoso centrale e dal midollo spinale per fare il lavoro, per de-facilitare i segmenti e produrre un cambiamento nelle tensioni legamentose che fanno spostare la posizione ossea in una posizione più naturale. Le agenzie che creano il trattamento sono la forza del medico e la rete neurale nel midollo spinale che monitora i legamenti, non la Respirazione Primaria. Ci sono una varietà di metodi. Ne discuterò alcuni, ma consiglio di scrivere all'American Academy of Osteopathy e richiedere l'*Annuario dell'Accademia di Osteopatia Applicata del 1949*, e leggere la sezione intitolata "La Tecnica Osteopatica di William G. Sutherland, D.O.," di Howard Lippincott, D.O. ... Questo testo copre i principi di Still come dati a Sutherland e contiene foto di Will mentre tratta. Questo sarà illuminante e storicamente accurato. È la fondazione del linguaggio e delle idee che hanno portato al lavoro successivo nel cranio chiamato tensione membranosa bilanciata. La tensione legamentosa bilanciata è il prototipo per la tensione membranosa bilanciata che coinvolge gli stessi principi utilizzando le membrane del cranio (dura madre)... la parola "membrana" è stata presa dalla parola *meningi*... quindi la membrana chiamata dura madre era originariamente vista come un legamento che poteva essere usato come un'agenzia per la correzione delle lesioni delle ossa craniche, replicando il modello chiamato Tensione Legamentosa Bilanciata usato sui segmenti periferici. Sutherland ha rifocalizzato la causa dietro il trattamento sulla Respirazione Primaria, piuttosto che utilizzare le forze del medico e i percorsi riflessi spinali per rilasciare l'inerzia... Quello che ha scoperto è che la lesione si sarebbe trasmutata sotto l'influenza della Marea... Ci sono voluti molti anni difficili per vedere dentro, ma continuava a chiedere, "Dov'è il fulcro?" e "Dov'è la causa dietro il trattamento?"

Oggi, ci sforziamo di seguire questo filo che ha portato Sutherland attraverso una serie di traguardi, ciascuno richiedendo un nuovo modo di essere e di pensare... noi stessi troveremo il compito pieno, impegnativo e appagante.

TENSIONE MEMBRANOSA EQUILIBRATA

Stile BMT #1

Test del movimento.

Trova il modello di resistenza nel campo di lesione e adattati ad esso (modellati su di esso).

Mantieni la barriera all'interfaccia tra la tua forza e l'inerzia della resistenza nel tessuto. Aspetta ...

Il tessuto si deforma, si muove involontariamente verso un punto di equilibrio con meno tensione ... l'agente terapeutico è il sistema nervoso centrale, non la Respirazione Primaria ... non avviene alcuna trasmutazione. Questo influenza solo le tensioni corrispondenti, non l'intero paziente direttamente. Non useremo questo modello.

Stile BMT #2

Disimpegnare lo spazio articolare.

Test del movimento.

Identifica il movimento consentito.

Vai nella Direzione della Facilità.

Supera la facilità. leggermente nella barriera.

Aspetta un rilascio.

Il punto finale è quando il tessuto si rilascia.

Spesso si aggiunge la cooperazione del paziente e/o la cooperazione respiratoria toracica. Non useremo questo metodo.

Stile BMT #3

Test del movimento e vai nella Direzione della Facilità.

Continua a seguire la facilità ...

Il tessuto si scioglie (trasmuta) in fluido.

Segui il fluido nella direzione della sua facilità fino a quando non è fermo (raggiunge un punto di equilibrio che corrisponde all'aria nella stanza).

Aspetta che la Respirazione Toracica entri nel punto di equilibrio (Neutro). Il Neutro è influenzato dalla Respirazione Toracica e il trattamento si diffonde a tutto il paziente.

LE SUTURE

La teoria che Sutherland propose per primo sul movimento cranico era che il tessuto durale agisse come un legamento e muovesse la base cranica. Da questa causa le ossa rimanenti, incluso il sacro, venivano mosse da forze meccaniche tradotte dal centro alla periferia.

Nel cranio, il movimento viaggiava dalla base al viso e alla volta, attraverso il movimento di ingranaggi meccanici. L'ingranaggio era lungo le suture, che avevano forme uniche per realizzare un movimento tridimensionale in tutta la testa secondario all'"ingranaggio."

Il sacro era teoricamente mosso dal tessuto durale che si estendeva dalla testa al sacro; questo era chiamato il "collegamento centrale."

Inoltre, si pensava che il movimento durale causasse la fluttuazione del liquido cerebrospinale, che a sua volta causava l'impulso ritmico cranico. In una conversazione con Anne Wales nel 1953, il Dott. Sutherland disse che non sapeva cosa stesse muovendo il cranio. Apparentemente lasciò il vecchio modello alle spalle ... un atto coraggioso, poiché c'era molto in gioco. Ma questa fu una buona lezione per noi sull'umiltà.

Negli ultimi anni, il nostro studio del cranio durante i suoi ritmi più lenti ci ha permesso di "vedere" il cranio in "movimento lento," aiutandoci a comprendere il movimento cranico nella testa e nel sacro in una luce diversa, una che aiuta a spiegare l'intero e lascia anche la teoria aperta al cambiamento man mano che maturiamo. Uno dei principi che vediamo nel movimento metabolico negli embrioni e negli adulti è che lo spazio si apre e la funzione si muove in quello spazio nella stessa forma della sagoma che è stata impressa da una misteriosa forza epigenetica nel protoplasma neutro ... chiamiamo questo Respirazione Primaria, e gli embriologi lo chiamano forze biodinamiche.

Lo spazio si apre e la funzione si muove all'interno. La Direzione della

Facilità.

Quello che molti di noi "vedono" è l'apertura delle suture nelle prime fasi della respirazione e le ossa che cambiano forma, respirando, nello spazio creato. Diamo un'occhiata a come avviene l'abrogazione del sistema nervoso centrale in un embrione per imparare di più su questa idea.

All'inizio dello sviluppo del sistema nervoso centrale, prima che ci sia una corteccia, le future cellule della corteccia sono raggruppate attorno all'esterno del terzo ventricolo. Al di fuori di questo ci sono campi fluidi vuoti. Prima che le cellule si muovano dalla parete esterna di V3 alla periferia e diventino corteccia, si verifica un evento strano e bellissimo. All'interno del fluido vuoto appare una forma, come un albero. Questa forma si apre e le future cellule della corteccia "derivano" nel movimento dell'intero nello spazio della forma dell'albero. Questa arborizzazione crea canali dove le cellule possono passare facilmente verso le loro destinazioni. Lo spazio si apre, poi la funzione si muove all'interno. Vale la pena leggere di questo, poiché la storia è molto osteopatica e utile.

Nella nostra infanzia, all'inizio di questo programma, abbiamo proposto che le forze embriologiche fossero presenti per tutta la vita e spiegassero le cose strane che osserviamo nei fluidi negli adulti. Questa teoria si è dimostrata piuttosto utile e, infatti, alcuni embriologi e neurofisiologi stanno iniziando ad avere la stessa idea... ma c'è ancora poco interesse nella teoria perché l'uso pratico delle mani come strumenti non è ancora emerso. Tuttavia, Still vedeva sicuramente le forze di guarigione innate come un continuum dalla nascita, non separate dalla crescita e dallo sviluppo.

La nostra teoria si è dimostrata molto valida nella pratica.

Potresti pensare che sia ovvio. La formazione che molti di noi hanno ricevuto dal 1965 al 1978 ha reso questa comprensione fisiologica una sfida. Ora l'idea è molto popolare ma non necessariamente come parte del Pensiero Osteopatico. A volte la verità finisce per essere parole, non relazione.

Le idee non sono per il potere ma per l'umiltà... ciò che sappiamo sempre di più è quanto poco sappiamo. Questo prepara il terreno per un "nuovo inizio" su base regolare. Ciò che sappiamo deve essere lasciato indietro durante il trattamento così possiamo vedere sempre più le leggi essenziali per la salute... leggi non create dall'intelletto umano, ma dall'espressione del Creatore.

Pertanto, il Mistero non può finire, e in quella insicurezza c'è libertà dalla schiavitù del passato e una pausa dove qualcosa entra nello spazio e modella la mente. C'è un riempimento dello spazio con qualcosa di "nuovo", e il vecchio finisce.

GUARIGIONE E IL MONDO NATURALE

Nel gennaio 1997, l'intervista "Jim Jealous, DO Healing and the Natural World" è apparsa in *Alternative Therapies in Health and Medicine,* Vol 3, No. 1.

È ristampato qui con gentile autorizzazione del detentore del copyright InnoVision Professional Media.

JIM JEALOUS, DO
HEALING AND THE NATURAL WORLD

Interview by Bonnie Horrigan • Photography by Dan Higgins

There is a reason that people drive from neighboring states to see Jim Jealous, DO, at his clinic in Vermont. It is the same reason that students line up to take his classes and that the University of New England College of Osteopathic Medicine founded a scholarship in his name—the James Jealous Scholarship for Excellence in Osteopathic Medicine. Dr Jealous has dedicated his life to exploring the natural world in its most essential, fundamental form and it is this knowledge and the resultant skill that makes him one of the most respected osteopathic doctors in America today.

Dr Jealous graduated from the Kirksville College of Osteopathy and Surgery in 1970 and is certified by the American Osteopathic Board at special proficiency in osteopathic and manipulative medicine. In private practice since 1971, he runs a clinic in Milton, Vermont and is a clinical instructor at the University of New England College of Osteopathic Medicine. Dr Jealous, a member of American Academy of Osteopathy, the American Osteopathic Association, and the Cranial Academy, is past president of the Osteopathic Center for Children in London and a prior member of the Sutherland Cranial Teaching Foundation.

Alternative Therapies *interviewed Dr Jealous at his clinic in Milton Vermont in the fall of 1996.*

Alternative Therapies: Our philosophy is that while conventional medicine is very effective in many situations, it doesn't have all the answers. That's what I'd like to talk to you about—the answers conventional medicine doesn't have.

James Jealous: Let's look at the conditions in medical education. The whole process of becoming a physician is largely contradictory to the principles of healing. Students are not nurtured, nor are they encouraged to explore, nor are they communicated with as fellow travelers in a remarkably beautiful journey into the mountains of life. The healing arts have become quite sterile and the biomolecular view of healing has distinct limits, limits that trim off the "individual." This, of course, is a reflection of the educational ecosystem. The growth and development of a physician should be nurtured by the most loving and perceptive environment that is humanly possible. This is paramount to bring a complete picture of illness into focus.

Osteopathy in its conception contained a philosophy as well as a science. Osteopaths were asked to consider questions of the soul, death, transcendence, and use only their hands in healing. The background in which life occurs has meaning. I believe that any healing art needs to help individuals find the way to a deeper reality than a biomolecular model of health.

It is interesting to me to see how many alternative medical models are slowly becoming biomolecular. Many "natural" cures are really biomolecular remedies and are used like traditional medicine uses "drugs." From my perception that's not necessarily alternative, because an alternative medical practice would be of a larger vision and be very individualized in its application. It would not have a remedy for each symptom or disease, but a unique option for the patient. The deeper questions about life need to enter into the picture and be part of the inquiry about healing. We are oversimplifying the art and losing the essence of what healing is about. Holistic is not using a variety of "cures," it is seeing the Spirit, Soul, Body as a Whole. The treatment is not subdivided; if it is, then one must see one's position relative to the Whole and not try and "destroy the disease" (allopathic) but support the health of the Whole. This was osteopathy's beginning; it remains barely alive, but is practiced by several hundred DOs.

The idea of Whole, a unit, the undivided, is foreign to our culture and is slowly vanishing like an aboriginal form that is viewed as "primitive" by the intellect. Each one of us faces the reality in ourselves and must meet that responsibility first, then the perception will follow. For our culture it's a "deep" question; for the aboriginal soul it's a natural state. We need to focus not so much on cause and effect but on the priority of the Whole as it moves in relation to a Great Mystery. Teaching requires an effort in the same direction, a view of the Whole individual moving into new dimensions of life. We need to protect the eco-receptive perception that is our natural state of being. This is slowly being trimmed away and as a result, people are more sick than necessary. If they become ill, their inner balance and "peace of mind" are not juxtaposed to the causal event, and as a result, suffering is increased. The same process is present during education.

Reprint requests: InnoVision Communications, 101 Columbia, Aliso Viejo, CA 92656. Tel, (800) 899-1712 or (714) 362-2050 (ext 532); fax, (714) 362-2022; e-mail, ivcReprint@aol.com.

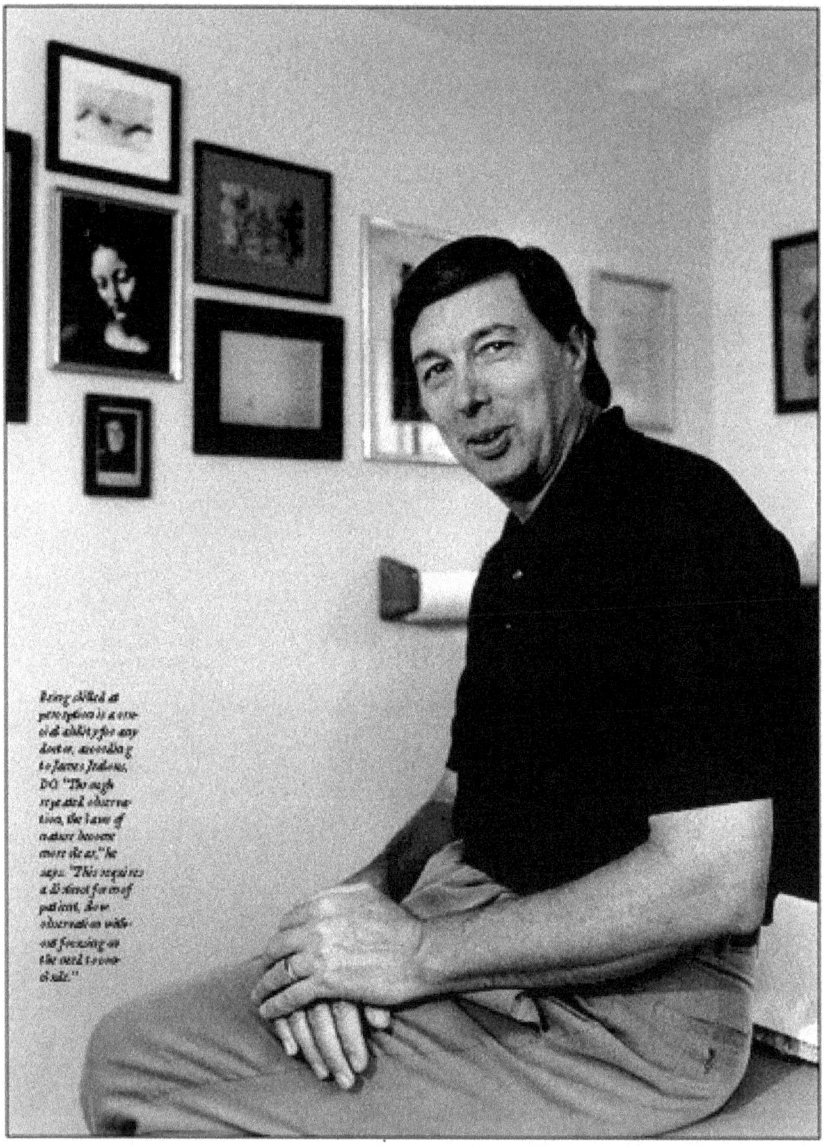

Being skilled at perception is a crucial ability for any doctor, according to James Jealous, DO. "Through repeated observation, the laws of nature become more clear," he says. "This requires a distinct form of patient, slow observation without focusing on the need to conclude."

If we are seeking an alternative system of healthcare, then training must reflect that difference. Philosophy is not enough. We must try and live the principles. Physicians must not prioritize their relationship with the patient around time. This is a serious problem. An office call for an acute illness requires at least a half hour.

AT: Not 7 minutes?

Jealous: I'm not bright enough to practice medicine in 7 minutes. Taking longer is necessary and prudent, but also it's economical. I mention this because alternative medicine should not be more expensive. An osteopathic treatment is usually applied once (for an acute illness), the patient has a perception on why they got ill and how that impacts their essential goals in life, and recovers more quickly without medications. Long-term patients begin to "manage" their inner balance and learn about staying healthy. All this requires remarkably less healthcare. Healers are teachers, fellow travelers, and explorers. Patients are in similar roles within the sphere of their lives. We are here to free people from needing routine healthcare, not create dependence. Short, quick office calls leave the patient frustrated and dependent; they either keep coming or break away and find their own way. The medical care in the United States is trying to "herd" people like cows. People are essentially spirited and will find their way forward on their own. Routine healthcare is becoming less and less sensitive. Interesting.

AT: Is this type of thinking the foundation of osteopathic medicine?

Jealous: At the foundation, yes, but is it the status quo? No. Like all schools of healing, the deeply essential core is the least evident. The individual is still the key answer; we can't blame who we are on anything. Some people just desire to serve as much as possible the Health in each of us; not fight diseases. Most DOs have bought into the status, materiality, and fear of the mainstream medical model. The exceptions that we find prove the potential of our philosophy. Only a small number of DOs continue to explore our foundations.

AT: What are those foundations?

Jealous: Our aim is to learn about the natural laws using the perceptual skills that we develop in our training and practice. The core of this work is perceptual; the concept grew out of repeated observation until the laws of nature became more clear. We learn to sense the Whole. When one meets a patient one sees the Whole—a very unique and rare event in our modern world. One does not divide life into soma/psyche/visceral, etc. This is an event contained only in the moment one is in. It's extra-ordinary. Patients are very much aware that a different attention is present. They comment on it. It's not intellectual or intuitive. It's aboriginal, instinctual. There is no immediate conclusion or diagnosis—that's much later. The moment is filled with the effort to be present with the Health in the patient and the story as it unfolds into its own answer. Sometimes this requires a distinct form of patient, slow observation without focusing on a need to conclude. The process is foreign at first, but after a time one finds it quite natural as it essentially is. We learn our skills by apprenticeship to something that has no name but it teaches us a great deal. We learn sensory perception without conceptual overlay, but it runs deeper than one can imagine. Learning this is different and demanding. Very few people are dedicated to this form of living; their interests are otherwise. So our profession is largely allopathic, and that's a loss for everyone.

We use our hands diagnostically, perceptually, and therapeutically—that's how simple and profound this is. We are not listening for symptoms but for a pre-established priority set in motion by the Health in the patient. The founder of osteopathy, an MD surgeon, had a vision and followed his insight. He trained physicians to use their hands for healing, along with very simple and natural remedies—diet, rest, meditation, prayer—nothing was added but "hands-on healing." It works!

AT: Talk more about natural laws.

Jealous: Well, first of all they are not man-made. Not conceived by research other than observation. Secondarily, we are aware that many laws exist and operate in healing that we are completely unaware of, and yet they still enter profoundly into the process. The interesting thing is that our perception can sense the intention of natural laws, the intention of the Health at work, where priorities are being established. Usually, once this is communicated, the patient is already aware of it but may have discarded the information. Our motive and our skill is to understand the intention of the Health in the patient as it works undivided in pursuing balance and harmony. As I said earlier, this is not limited by terminal disease.

After being trained to sense this reality in a hands-on practice one feels very blessed to be an osteopath. Many people don't sense the beauty of this and use a more mechanical model and align structure to improve health by removing neuromuscular barriers. This is fine work but not of a continued interest for many DOs.

The natural world is endowed with a consciousness that extends in all directions. Our numbers are limited by time, interest, and teachers. It takes years, and then some, it's a way of life, really. My idea of alternative medicine is an alternative perception of the world, not just disease. Osteopathy has been alternative since 1874. We are still here. Alternative medicine, to me, is about a different view of life, a more reverent and deeply informative beauty. Giving tea tree oil for nail fungus instead of a potentially toxic chemical is a much more natural remedy, but it's still not an alternative view of healing. Any form or "mind-set" that goes after the disease to override it is only partially alternative. What supports the Whole at its interface with the wisdom of the natural world is alternative. It supports the Health, the non-divisible, the transcendent wisdom of life, first. In ordinary illness, rarely is more required. About 80% of all common illnesses will heal with this approach, if the patient is past postgraduate.) It's heart-to-hands. The hardest lesson to teach is to work at the tempo of the Health. We don't hack away at disease. You know, 3 minutes of waiting is torture for some people. We need time, "free" time.

Students learn that they already are "skilled," perceptive. We allow what is natural to emerge; they surprise themselves. Very few teachers try and help us see the dynamic life we are. We don't need to become enlightened, we are. We need to sense our wholeness, we relax into this beauty and begin. Life by itself is beautiful. I'm not blinded by the violence and suffering. I see it and I see something "other" sustaining us. In medicine this focus is missing. My experience with mainstream medicine is not a pleasant one because of its focus. Fifteen or so years ago I had a swelling in my thyroid. I saw several specialists and was told that I had cancer. They were all very nervous, excitable, disturbed; they lacked insight and were afraid of my cancer. They laid out a morbid picture. I was very scared. I told them I was not coming back, because I realized from their fears that I was afraid of dying. It surprised me because I thought I loved life enough to die without fear. I decided that I needed to come to peace with death and not work out of fear. The doctors were angry. I never told anyone. I just decided that I wanted to be free of the fear. It was a question of integrity with the gift of living.

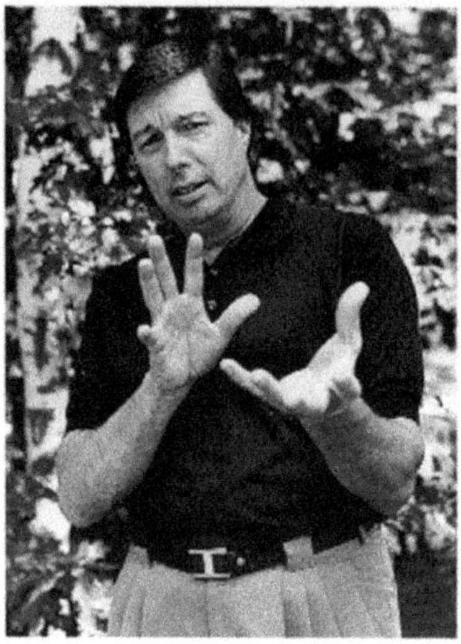

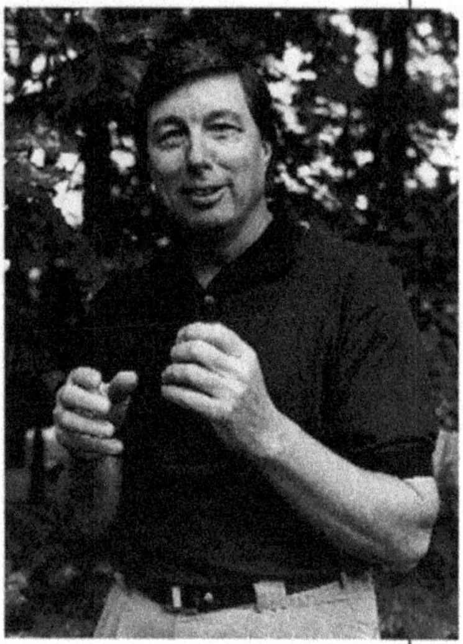

I did not touch the growth for one and a half years. I did this because it really was frightening to feel it and think about death, cancer, and a "void." I worked at not letting myself forget how afraid I was of death. Then I'd go about my day. Nothing else. I really tried to see my fear and help it through this misunderstanding. It went away. The growth went away and it never returned. I'm not claiming a self cure. I have no idea what happened or why. But I had a choice between my spirit and fear. I am proud to be part of nature, I love nature. I am proud to be mixed in with the trees and the sun and everything. This feeling of wholeness was violated by the fear. I could not stop loving what gave me form and consciousness. I took my fear along with me and continued. We are enlightened, we know we belong intimately to life, and it's precious, it keeps giving each of us 100% without reservation. It's simply true.

AT: Does osteopathy have a definition for death?

Jealous: The founder, AT Still, MD, said, "The body is a second placenta." I guess the question is best answered by saying death does not exist. I don't superimpose my understanding on the patient. I support all their decisions once they are clear about their choice of healthcare. I have patients from all sides of the issues. My job is to remain aware of the "undiseasable" health in them and support it. Patients are skilled; it takes humility to come for help. When I place my hands on a patient I begin by sensing the wholeness, the transcendent, not as an idea or as an immortal truth but by waiting until it is evident. I see the fear, I feel it in my hands, I sense the disease, the lesions, the history, and I wait. I'm looking for what I don't know; not a diagnosis, that's later. Now in this moment the Health is interfacing with disease. This priority must be seen directly, not by deduction.

AT: How would you change our healthcare system to accommodate this?

Jealous: If we look at whether or not we can change the healthcare system in this country, we can't. We want things to change because we believe differently than other people, but certainly people who practice medicine have a right to practice medicine their way, and there are patients who prefer different formats. I don't think it's our place to dictate what should be done.

We've never had a safe, intelligent, and effective haven for people who want to practice holistic medicine. We need to acknowledge them. Instead of putting them down because they want to spend time with the patients, we need to say, "That's fine." There needs to be some form of recognition. I don't think we're

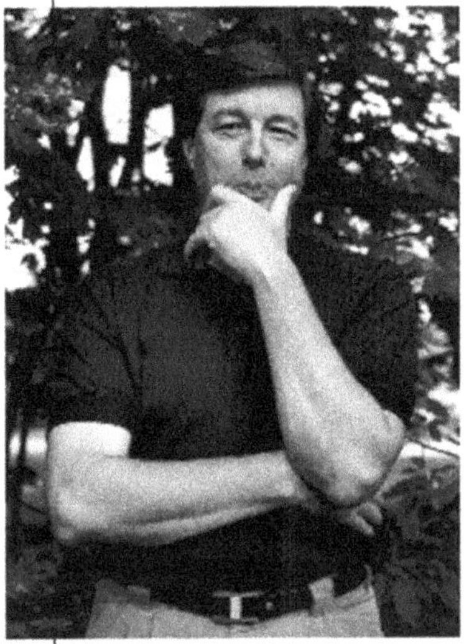

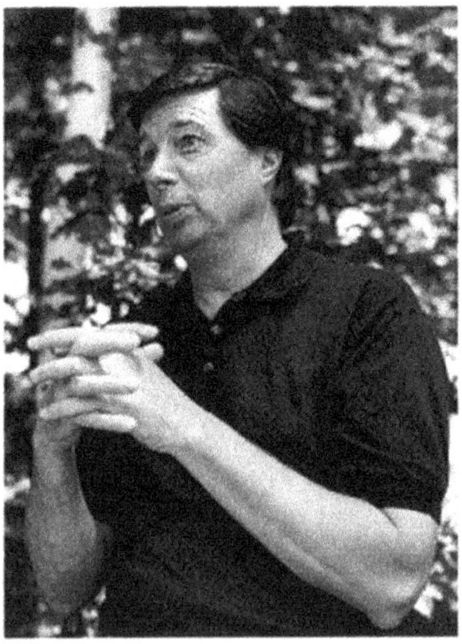

that the cause of the origin of the embryo is held within the consciousness of the embryo itself. That's not a direct quote, but there was a secret, a mystery, that must remain. One can sense it's genesis. It is at the center of the Healing process.

Blechschmidt was fascinated by the fact that there was a force inside the fluids of the body that was not coming from the genetic field. This force inside the fluid actually contains the idea of the form of the human body, whether it's a kidney or vertebra or eye, and it brings it into manifestation. Then the genes modify it. So we have genetic/cultural and race modifications. Before these modifications, there is divine form. It coexists during our whole life. There is a moment when we're all perfectly held in the matrix of a much finer Intention, a moment of healing.

Blechschmidt described six different ways in which fluids will interact with each other inside the body. William Sutherland, who is the founder and genius of osteopathy in the cranial field, perceived these forces in the fluids, yet the two men had never met or read each other's work. When I read that this embryologist was describing the same forces in the fluids as one of the great teachers of osteopathy, that's all it took.

Since then, I've spent a lot of time just looking at pictures of embryos in the first 6 weeks of life, before the genetic field takes over. Many people won't agree with what I'm saying, or perhaps they will misinterpret it, but these forces exist. Many old cultures recognize this truth. But how did they know it? They knew it because it was something they perceived, directly, a natural occurrence.

Now, are we just taking a philosophical trip or is there some practical knowledge in the perception and understanding that there's a force breathing into the body 24 hours a day? It's on watch, it's on call, working for the patient. It cannot become diseased. It's before that. All it does is carry the original form into that person. And it's the thing that emerged from the man that had cancer when he knew he was dying. It's what we would call "his spirit." Why it came the way it came in that moment in time, we don't know. But it interfaces with every moment of our life. The air pollution coming in our nose, the good thoughts we have, our hair, our age, how much we have to urinate. It interfac-

going to change the healthcare system in this country, because it's not being run by physicians. The psyche, the metaphoric content, behind the healthcare system is the same thing that's happening in the movies and everything else. It's fast food. People want action and they want it right now.

Maybe I'm ignorant, but I think it's foolish to try to change anything by dictation. What makes alternative medicine what it is, if it's going to be anything, are the individuals. Instead of having everybody recruiting other people, I'd rather see them in their offices, working. Let students come to them. Make them work. Because it is work. Stand on the center and wait.

AT: Let's go back to the subject of healing.

Jealous: Healing is the emergence of originality. Let's take a look at this one sentence for a moment. The breath of life comes into the body. We can sense various rhythms that are created from it, and we can perceive that process taking place. We're not interpolating it. We're not analyzing it. We can actually perceive the breath of life come into the body, come to the midline, and from the midline, generate different forms of rhythms in the bioelectric field, fluids, and tissue. Essentially, what's happening is genesis. It never stops. Moment to moment we are building new form and function. One senses this, directly.

When I was reading the embryology literature, [I found the] research done by a German man named Blechschmidt. He was a scientist in love with embryos. His question was about the biodynamics and biokinetics of human development. How does this thing work? What happens? He never got his answer. He wrote es with every moment and if it stopped being there, you wouldn't die, you'd dissolve. You would have no matrix for your consciousness, even after death.

Let's say, 3 years ago, you hit your head, and ever since you've had dizziness. You've had all kinds of medicine, and nothing worked. You've still got the vertigo. If you walked into my office and I put my hands on you, I would not be looking for the strain pattern in your body. I wouldn't look at your disease. I observe the breath of life, this force in the body that's unchangeable, and look at how it was trying to help you. Your illness was precognitive. It knew you were going to walk into that wall before you did, not in a psychological way, but perceptually, something knew.

AT: Are you talking about premonitions?

Jealous: I'm not talking about premonitions. If you talk to enough people who have automobile accidents, just milliseconds before it happens, they know it. I'm talking about how the body is set up to receive the shock, whether it was emotional, biochemical, genetic, or physical. So the treatment program is set up almost before, and certainly during, the process of the insult to the body, or spirit, or soul.

The blueprint to get the patient well is there because the thing that made the body is the thing that sets up the blueprint. It creates compensation, to hold balance—what we call homeostasis—as long as possible. Now I know that a physician hearing this would say, "This is crazy." Some ideas of health are extremely narrow-minded, so death is an insult to a physician. But it's much bigger than that. We can feel the movement of this force inside the body, unchanged in the adult from that of a newborn, and for 2 or 3 days after death. Then it seems to disappear. Now, I won't go into that, because that's getting on the edge and there are a lot of things I don't know about it. But I think Elizabeth Kübler-Ross has done a great service for humanity. She made us wake up to the fact that there was more to life than just what was apparent to us. She put love on the front line. It wasn't emotional love. It was an unconscious awareness of a bond that exists between every human being before you even meet the person. It's very much a reality.

AT: Tell me more about the practice of osteopathy.

Jealous: The patient comes into the office. He's banged his head, he's got the vertigo. It's been going on for 3 years. So if we put our hands on the patient's body, the first thing we do is we open our senses to the peripheral space in the room, and extend it to the horizon, by its own force. Not by intention. A lot of people like to use their intention, their attention, and they like to visualize. I know enough anatomy to know that if I tried to visualize anatomy, I would be making a terrible mistake, because there's so much variability. For me, those elements of intention, attention, and visualization don't enter into this therapeutic process. They have places in other motifs but not in this.

Just like your lungs breathe in and out, attention breathes in and out. You know how you can relax the abdomen so you're not breathing up top all the time? What would happen if your mind was allowed to breathe?

Instead of working with breath, or air, we work with the breath of life. We let the mind breathe. This takes hard work. Some people start crying after they do it for the first time because they realize they were handmade, on purpose, by an artist who loves his work. They feel completely embraced by life and they get the magic. Then one struggles to get it to come back. That's when they fail because you have to let go of it. The first step in feeling this breath of life is not about palpation or poking around looking for lesions. You're feeling the Health of the patient first. You're feeling the breath of life as it comes into that living organism, into that person, and you're feeling the body, soul, and spirit as a complete unit of function. One does not partition. If you divide the body, soul, and spirit, even conceptually, under your hands, you're not doing what I'm talking about. You're doing something else.

I'm not talking about putting your hands on a person and saying, "This person is nervous," or he's having a bad day. That's intuition. This is a totally different thing. You feel the breath of life come into the body and up the midline. The midline is a bioelectric line that's a remnant of the notochord formed in the embryonic plate. It's a primary line of orientation for all spatial dynamics. The breath of life comes in along that line, and then it creates changes in the body. It creates movements, fluids, tissues, and so forth. We feel that.

This Health in the patient has been trying to heal him since the disease was imprinted. So in the case of the person with the vertigo, the Health has been working on it for 3 years. It has the blueprint to heal it. Now, the most common question I get right now from students is, "Why doesn't it heal the patient without our help?"

AT: I was just about to ask you that.

Jealous: When you get into the vortex of the interface between the healing forces and distortion, there could be 100 pounds per square inch of pressure being held in the distortion. The force of the insult set up vectors in the body. I don't wish this on anyone, but let's say you saw a friend run over by an automobile. How many pounds per square inch do you think that shock is putting into your system? A lot. Enough so you could lift an automobile off the ground if you had to. Let's suppose that this healing force could balance out that hundred pounds per square inch in your body. If you put a hundred pounds per square inch of force into the body, you would rupture every artery, vein, and lymphatic. If it generated the force necessary to heal it directly, its own architecture would collapse.

So there's no gain. In other words, it has to heal through transubstantiation, which is changing the physical force into another form of force that it can deal with. At a certain point of softening, very quickly, just like the snap of a finger, it switches into another form of energy. The information for that change is coming from the breath of life. So the disproportion of the lesion or injury or disease is bounded on all sides. The disease process is an intelligent decision made by the breath of life to protect the organism from destroying the whole of itself. Disease is not the enemy. It's an intelligent, wise decision to come into balance.

Think about death. What do you reclaim at death?

AT: Your original form.

Jealous: Right. Your original form. It's incredible when you see it. Do you know how many times, after a couple of treatments, a patient will say, "I feel more like myself." They will say, "I can see light moving across the surface of the leaves after it rains." I say, "It's always been there. That's not a mystical perceptual field. It's normal." We are naturally quite gifted.

What would happen if you claimed your original form? Wouldn't it be interesting to know who you were? Wouldn't it be interesting to know the intention of the breath of life when it made you?

AT: Do you talk about these types of things with your patients?

Jealous: This conversation I'm having with you, on a less detailed level, goes on with my patients most of the time. I'm not trying to talk them into it. I can't say I love them in the usual sense of the word, but I see something in them and I know it's coming out, and I ask, "Why not right now?"

Why don't they all get better? It's just not time. And that's the only answer. The patient should not be blamed for not getting well. If the standard medical people make mistakes in not giving patients enough time to understand the body, soul, and spirit as a unit, alternative healthcare practitioners make equally bad mistakes when they make the patient responsible for not being conscious enough to get well. It's no one's fault. It's more about tempo and "healing-time."

People aren't stupid. Most people are very bright. Some doctors think they're smarter than everybody else, but it's not true. We are all very human.

AT: How do you teach students to feel these forces?

Jealous: First, I tell them they can practice any way they want, as long as it's safe, effective, and intelligent. They may not choose to practice the way I do. So they watch me treat patients and I teach them based on their questions. Eventually, they want to imitate what I'm doing. So they imitate it a couple of times and it works, and they think they have it, and then it doesn't work any more. So they get self-critical, their self-confidence level drops.

I try to convince them that they are already completely skilled. I try to get them to uncover something extraordinary in themselves. It's just a matter of time. If they let their minds relax, and sit and listen to the patient the same way I do, they come up with answers. It usually takes about 2 years for them to accept this, before they'll try it with one patient. They may see seven, eight hundred patients on their own during that part of their training, but usually it's 2 years before they'll try it. Then they wait and begin to find the Health.

I received a letter from a student yesterday. I trained her for 5 years. She spent 400 hours intermittently with me before going into (a conventional) family practice residency. She was recently assigned to a 92-year-old woman who had been in good health until she developed a growth on her neck, which was a squamous-cell carcinoma.

My student wrote, "While [the patient's] physical condition quickly deteriorated, she was obviously fearful about what was happening to her, as was her family."

Now, here's an intern in a hospital, taking care of a terminally ill patient with a squamous-cell cancer. I think it's pretty good she noticed that the patient and her family are frightened. Anyway, to make a long story short, she wrote, "I found myself alone with the patient, which was a really rare moment. And while I was listening to her heart, I realized what I was really trying to do. On one level, I could feel the fear inside of this woman, almost a hum inside of her nervous system. But underneath it was a sweet, shapeless sense of certainty and health."

Then she wrote, "While I stayed there, I felt a huge shift." (She was treating the patient.)

Now that means that the partition between the fear and the sweetness let go. The autonomic nervous system, the parasympathetic, and sympathetics came more into balance, probably through the effect of the treatment on her limbic system. She felt a shift, which she couldn't describe. She then wrote, "The patient seemed to relax. She had a quiet, peaceful night, which was very unusual, and when I checked with her this morning, she seemed very comfortable. She died a few hours later."

An extraordinary story. We don't know, but there's a good possibility the treatment let her slip across easily. Did she hasten the process of death? No. She helped the patient come into balance, and then the system went in the direction it would naturally go. We didn't make that decision, and that's what makes osteopathy a natural science.

AT: There seems to be some magic in the moment when someone perceives the sweetness, the ineffable original force. That seems to be a key moment.

Jealous: It is a key moment. The recognition of the Health is a moment that's always there. You come to a conclusion about what the blueprint is and what it's trying to do, and you actually help it go in that direction. This may be a very subtle force.

You have to be right there at that interface, and you have to have watched and watched and watched it so that at that point where it interfaces, you can be present with the action of the blueprint.

AT: Is it like a little push?

Jealous: When you read the blueprint, you read the tone, the texture, the intention, the intensity, and the tempo as one thing. You've got all those five elements, plus. When they all balance, you accent exactly what is there.

There are other ways to treat that are effective, but we're talking specifically about the breath of life and its effect on the body.

AT: Any final words?

Jealous: I want to summarize the things I think are important.

First is that the whole is real. Holistic medicine doesn't mean that you do homeopathy, acupuncture, and osteopathy, and give them antibiotics. Holistic medicine means that the patient is indivisible. A person cannot be broken down. Holistic medicine means you have the ability to perceive the whole, and not partition it, which is a big responsibility.

We talked about the laws of generation and healing: healing as the emergence of originality, and that it can happen at any moment.

Another thing is perceptual training. You have to own the gift you are given. Sir Laurens Van der Post wrote some great books on perception. He is an extraordinary teacher. If you want to understand instinctual perception, his work with the aboriginals in Africa is a great resource.

In David Abrams' book, *The Spell of the Sensuous,* he talks to some medicine men who know about the six directions of perception. It's a good book to help a person explore reality. Three years ago I gave a lecture on perception, about the importance of the horizon in our perception. It was completely from my own experience. When I read Abrams' book, it was a good affirmation for me.

For me, the essence is to allow your attention to breathe over the edge of the horizon, set it free, and then wait for it to come back on its own. There's a perceptual bridge here that we can teach people.

The other thing that we talked about was that the treatment program for the patient is prioritized by the forces that form the body, so that when the patient comes in, the treatment program is already set up. We don't create the treatment process. We have to uncover it. That is a big sentence and it should be explored.

We talked about transmutation and about how death is not a disease.

It's important not to limit the patient to your practice. If you don't feel like you're helping the patient, get some help. If the patient doesn't want to go anywhere else, then find out why he's afraid. But keep expanding the influences on that patient's life, and don't hold on to the patient.

It's very interesting that the natural healing community has taken on the allopathic approach to medicine. The patient comes in with symptoms, and he gets symptom remedies. It's like prescribing prescription drugs. They're caught up in an intellectual format and they're not even aware of it. Natural medicine is natural medicine. Now, what does that word mean? Nature means everything that lives or breathes or is. So starlight? I bet a lot of people would get well if they just went for walks at night and could see the stars. All therapy is unique to the conditions of now, not the disease.

What good is it to start giving patients all kinds of things until we really understand what the whole process is? A real healer is not going to give exactly the same remedy for the same disease twice. So if we want to practice alternative medicine, we have to get rid of the menus. We have to look at the menus as a support system to buy time, but it's not the end of the road, and we are not all on the same timing.

Traditional osteopathy is not about episodic healthcare. It's a long-term relationship with people wherever you practice. It takes years to get to know another human being. Some of the people I've treated for 30 years. I'm not threatened by their disease, and I think that's important.

The other point that is important is that the student-teacher relationship is a long-term thing. We have to accept the responsibility of being taught. One of my greatest teachers was an old man I met on the river one day. I was way up country fishing and there was this incredible storm. He got in his car and headed back to town to his home. I didn't have anywhere else to go, so I asked him if I could come in his house. The storm came and his house trailer was rocking on its foundation. The electric wires were down in the road, and there were sparks all over the place. There were ambulances and cars coming from everywhere.

I sat there with this old man at the table, and he never moved. We just sat there. Inside this trailer was a hovering stillness. It was incredible. We were just sitting in this trailer with all this chaos going on. After 20 minutes, everything calmed down. He looked at me and said, "I never could understand why people would rush around to make an emergency out of life." Then he just sat there. Twenty minutes later, he got up and started cooking a meal. He knew how to let the moment be the source and center of his temple; he was a living reminder.

I subsequently became good friends with him. That was an important moment, because I realized that it's not just osteopaths who are doing this kind of work and who can understand what's happening in the moment or be awake to that breath of life and that stillness. We all are aware of something greater and need to remember our Originality.

The health maintenance organization that we're all looking for is what makes an embryo. It generates and maintains life.

I don't think there is anything wrong with centering your general practice on the whole human being. Not everybody is going to be interested, and not everybody is going to think that you're doing a great job. But that's not what it's about. What it's about is whether or not there's a general pattern to your practice that's useful to people and their well being.

And the last thing, in big black letters—it's hard work. So prepare to really live! Thank you.

BIODINAMICA DELL'OSTEOPATIA COLLANA

Questo volume fa parte di una collana di dodici libri dedicati alla Biodinamica dell'Osteopatia. Si raccomanda di leggere l'intera collana nell'ordine previsto, poiché ogni volume si basa sulla comprensione acquisita nei precedenti.

Si raccomanda inoltre di affidarsi a insegnanti e mentori esperti, affinché possano aiutarvi a fare esperienza della piena profondità delle informazioni qui presentate.

La collana completa comprende i seguenti volumi:

La Fase Uno riguarda il movimento involontario, presente sia nell'intero organismo sia nella lesione. Impariamo a sincronizzarci con la respirazione della Respirazione Primaria prima di intraprendere qualsiasi trattamento. Questa sincronizzazione è la chiave per lavorare con ritmi stabili senza irritare il sistema. Il principio della sincronizzazione con un aspetto sano del paziente permea l'intero programma di insegnamento. Tale sincronizzazione sposta la nostra consapevolezza a un diverso livello di ricettività, consentendoci di percepire la Respirazione Primaria anziché il campo della lesione e conducendoci, infine, a comprendere l'intenzione della Respirazione Primaria.

La Fase Due riguarda la comunicazione con le leggi naturali della guarigione che regolano l'attività a un ritmo di 2-3 cicli al minuto. Ci sincronizziamo con la respirazione della Respirazione Primaria e aggiungiamo anche la capacità di percepire il fulcro, la Quiete attraverso la quale la respirazione crea forma e funzione. Si tratta di un tipo di sincronizzazione diversa rispetto a quella della Fase Uno, che ci porta a una consapevolezza più profonda. Quando ciò avviene, il trattamento si esprime automaticamente. Il punto finale del trattamento, rispetto alla Fase Uno, rivela diverse differenze. Scopriamo che questo tipo di sincronizzazione lavora esclusivamente con il corpo fluido e che il risultato del trattamento è più completo rispetto a quando si lavora solo con i tessuti.

La Fase Tre è incentrata sulle attività della Marea Lunga (ciclo di 100 secondi). Esploriamo una forza terapeutica intrinseca già presente nel campo della lesione. Impariamo che il sistema durale non è composto da tre falci, ma da una serie di pieghe all'interno di un sacco, che si sviluppano durante la crescita e lo sviluppo. Scopriamo la relazione tra i sacchi durali superiore e inferiore, rendendoci conto dell'indipendenza di due tentori del cervelletto separati. Realizziamo che la zona D, l'orizzonte e il Filo (lungo il quale la Marea Lunga si muove nel suo corso terapeutico previsto) sono tutti collegati come leggi naturali appartenenti a questo livello della Respirazione Primaria.

La Fase Quattro si concentra sulla Linea Mediana, un luogo in cui le relazioni spaziali si esprimono nella loro totalità. Essa ci sincronizza e ci centra, rendendoci consapevoli della Zona D e della Quiete Dinamica. La Quiete del Terzo Livello, nella Fase Quattro, è diversa dalla Quiete delle altre Fasi: siamo centrati dalla Quiete che si trova al centro della creazione. La nostra intenzione viene sostituita dall'intenzione della Marea, che può favorire il nostro percorso spirituale.

Nella Fase Cinque, ci concentriamo sul viso. Avvicinandoci al viso, utilizziamo tutti i principi che abbiamo appreso nelle Fasi Uno, Due, Tre e Quattro. Lavoriamo con lo spostamento automatico e notiamo differenze rispetto ai vecchi modelli di osteopatia nel Campo

Craniale. Sincronizzandoci con la presenza terapeutica della Marea Lunga, esploriamo ciò che possiamo apprendere dal viso attraverso questa prospettiva. Lavoriamo anche con le Suture, la Quiete Dinamica e l'Ignizione.

La Fase Sei è la continuazione del nostro viaggio nella Totalità che genera la vita e trasmette forze terapeutiche in grado di trasmutare le lesioni una volta che il Neutro è espresso. È un insieme di attività incentrate sulla presenza esterna della Respirazione Primaria, intesa come forza non biologica dotata di una propria personalità. Continueremo inoltre a esplorare le suture e passeremo poi alle estremità, prima in termini embriologici e poi secondo l'insegnamento di Sutherland nella sua opera PowerPoints. La Fase Sei è il momento per costruire la tua comprensione della Marea e affinare le tue capacità.

La Fase Sette mette in evidenza la Salute. Il famoso commento del Dr. Still, "Trova la Salute; chiunque può trovare la malattia", ha tormentato molte menti nel corso dell'ultimo secolo.

Arriviamo a una visione chiara di diversi aspetti interiori della Salute: l'Amore ... la luce liquida ... e una matrice di diamante. Viene trattato un approccio per il paziente terminale e morente. Nella sensazione somatica della Marea che attraversa la Casa sotto il Mare, la nostra consapevolezza viene trasmutata dalla Salute. La lesione è vista come un atto precognitivo della Salute. La Respirazione Toracica, la Respirazione Primaria e l'Ignizione sono una cosa sola. Il paesaggio è vasto ... e i principi della guarigione sono ancora più sostanziali di quanto li avessimo sperimentati prima.

La Fase Otto è un'esplorazione più profonda delle Suture, dello Scambio Ritmico Bilanciato e della Fiamma dell'Intenzione come modalità terapeutica. La Fase Otto rappresenta il culmine della nostra consapevolezza della Totalità e ci conduce, infine, alla Presenza Divina, all'Amore Incondizionato e all'Unità. La Marea vivente domina la consapevolezza, mentre le forme si ritirano sullo sfondo. Il Respiro della Creazione viene percepito dentro di noi come il Centro della Totalità. Si percepisce il proprio dispiegarsi mentre si viene creati. La nostra coscienza è un dono; non ci appartiene e, se cerchiamo di controllarla, perdiamo la Totalità.

La Fase Nove è il momento in cui siamo in grado di valutare e trattare pienamente il Sistema Nervoso Centrale e l'Occhio. Affrontiamo inoltre il Fuoco e la modalità terapeutica dello Shakedown. La vera azione nasce dall'Amore e rende possibile la nostra percezione. Questo Amore è un annullamento di sé e, per sua stessa natura, ci permette di Servire come parte del Perfetto. La percezione può essere impiegata per Servire qualcosa di più grande di noi. Abbiamo cercato di entrare in quel punto di equilibrio tra il Perfetto e la Malattia... un punto in cui il tutto è sostenuto dall'Amore, mentre quest'ultimo opera per incarnare il Completo. In questo punto di equilibrio dell'universo risiede l'Intenzione della Marea, che segue il movimento della distorsione per ricondurla a una relazione Vera con il Progetto della Vita.

Pediatria Uno esplora il modo in cui i bambini crescono come un tutto e non per compartimenti, come talvolta si tende a credere. I bambini vivono nella Direzione della Facilità del movimento presente nei loro campi metabolici fluidi; in caso contrario, si sentono a disagio e necessitano di assistenza. Il tuo trattamento sostiene realmente l'Interezza, oppure presume semplicemente di farlo? Comprendiamo che i bambini non sono adulti e non possono essere trattati come tali. Affrontiamo la modalità terapeutica del Luogo d'Incontro, i periodi prenatale e postnatale, il trattamento del bacino durante la gravidanza, le malposizioni fetali e il parto.

Pediatria Due approfondisce la consapevolezza percettiva necessaria per avvicinarsi al trattamento dei bambini. Approfondiamo la nostra comprensione della Totalità, dei tre livelli di Quiete e del Luogo d'Incontro. Affrontiamo il concetto di Neutro del Deserto, nel quale l'azione terapeutica passa nella sostanza neutra e si rivela come un mistero: il Respiro dell'Amore Divino si riversa come forza terapeutica su un paesaggio desertico notturno, colmandolo e senza lasciare alcun effetto visibile. Approfondiamo ulteriormente il trattamento del bacino e dell'utero durante la gravidanza. Esploriamo la Respirazione Toracica, la Respirazione Primaria nei bambini e il Cerchio Familiare.

Pediatria Tre prosegue lo studio del Flusso terapeutico dell'Attenzione. Approfondiamo la Quiete del Terzo Livello e il Luogo d'Incontro. Il Luogo d'Incontro è facilmente frainteso... il nostro osservatore deve essere così immobile e neutrale da poter osservare il processo mentre si svolge. Il Sistema Nervoso Centrale del bambino può finalmente essere affrontato ai fini della valutazione e del trattamento. Esploriamo la dentizione e la cosiddetta "testa bloccata". Utilizziamo la modalità terapeutica della Fiamma dell'Intenzione e la sua connessione con il Respiro della Vita. Tutto è trasparente al Respiro della Vita.

L'AUTORE

James Jealous, D.O. (1943–2021) è stato un medico osteopata, insegnante e autore. L'opera della sua vita è stata la fondazione e lo sviluppo della **Biodinamica dell'Osteopatia**, una metodologia originale da lui elaborata nell'ambito dell'osteopatia, in continuità con l'eredità del Dr. A.T. Still e del Dr. W.G. Sutherland.

Nato a Saco, nel Maine, crebbe a stretto contatto con l'osteopatia, poiché suo padre era un medico osteopata. Studiò presso il Kirksville College of Osteopathic Medicine nel Missouri (oggi A.T. Still University of Health Sciences), dove conseguì la laurea nel 1970. Successivamente aprì il proprio studio nel Maine rurale, esercitando come medico osteopata di assistenza primaria.

Con il passare degli anni, il Dr. Jealous riconobbe profondi parallelismi tra il lavoro dell'embriologo Dr. Erich Blechschmidt e quello del medico osteopata Dr. William Garner Sutherland. Da questa intuizione nacque il suo personale corpus di insegnamenti. All'inizio degli anni Novanta iniziò a tenere il corso "A Biodynamic View of Osteopathy in the Cranial Field", che, con il progressivo sviluppo della sua specifica metodologia, assunse il nome di "Biodynamics of Osteopathy".

Persona profondamente spirituale, si sentiva pienamente a casa nella natura ed era un appassionato pescatore ed escursionista.

Per ulteriori informazioni, visitare:
https://BiodynamicsOfOsteopathy.com

Vi è un vento che attraversa ogni cosa...
è il movimento della creazione,
il movimento eterno dell'Amore Divino.

www.ingramcontent.com/pod-product-compliance
Lightning Source LLC
LaVergne TN
LVHW071400071126
851858LV00010BA/141

* 9 7 9 8 2 5 6 1 8 6 9 1 3 *